血液净化专科护士工作手册

主　编　沈　霞

副主编　叶　红

顾　问　杨俊伟

编　者　（以姓氏笔画为序）

王红梅　沈　霞　张淑芬

赵海鸣　钟惠琴　徐志玉

曹英娟　彭红艳

U0210186

科学出版社

北京

内 容 简 介

　　本书紧扣国家及江苏省卫计委等级医院的评审标准,全面归纳总结了血液净化专科护士临床工作中所必须掌握的知识点,内容涵盖血液净化专科护理人员的岗位职责、核心能力、考核标准,血液净化专科的护理常规、工作制度、标准化作业程序、应急预案及督查考核标准等多个方面。全书内容规范、形式简练,可操作性强,适合血液净化专科和肾内科医护人员查阅和学习。

图书在版编目(CIP)数据

血液净化专科护士工作手册/沈霞主编.—北京:科学出版社,2017.4
ISBN 978-7-03-052463-8

Ⅰ.血… Ⅱ.沈… Ⅲ.血液透析－护理－手册 Ⅳ.R473.6-62

中国版本图书馆 CIP 数据核字(2017)第 056003 号

责任编辑:程晓红 / 责任校对:杨 然
责任印制:李 彤 / 封面设计:蔡丽丽

科学出版社 出版
北京东黄城根北街 16 号
邮政编码:100717
http://www.sciencep.com

北京建宏印刷有限公司 印刷
科学出版社发行 各地新华书店经销
*

2017 年 4 月第 一 版 开本:850×1168 1/32
2023 年 8 月第八次印刷 印张:10 1/2
字数:260 000
定价:39.00 元
(如有印装质量问题,我社负责调换)

前　言

　　慢性肾病已成为威胁人类健康的全球性公共卫生难题。其最终导致的终末期肾衰竭严重地危害了患者生命,患者只有依赖血液净化、肾移植等肾替代治疗才能得以生存。血液净化技术作为终末期肾衰竭患者最重要的肾替代治疗方法,是一项高风险的医疗技术。近年来,随着慢性肾衰竭透析人群的快速增加,血液净化的医疗市场日益扩大。在这种情况下,规范血液净化治疗的操作流程,保障医疗安全和护理质量,是我们医护工作者的首要责任和义务。因此,血液净化专业的专科护士需要在紧张忙碌的临床护理工作中拥有一本综合性、实用性的工作指南,能够为规范血液净化专科护理操作、保障医疗护理质量提供快速、便捷的参考查阅。正是基于此,我们紧扣国家及江苏省卫计委等级医院的评审标准,结合自身的临床工作经验和体会,围绕专科护理工作中所必须掌握的内容和问题,撰写了《血液净化专科护士工作手册》。本书以言简意赅的形式将血液净化日常护理工作中必须掌握的知识点、要点、关键点等一一归纳总结,涵盖了血液净化专科护理人员的职责,以及专科护理的制度、常规、应急预案、工作制度、标准化作业程序和督查考核标准等多个方面,内容翔实,可操作性强,是一本临床实用性很强的工作手册。我们希望读者朋友们能够通过阅读此书迅速地熟悉和了解血液净化专科护士的工作要领,在较短的时间内获得一个很好的提升并学以致用。同时,我们也希望此书能够引起大家对血液净化专科护理工作的重视,能够进一步深入探求血液净化专科护理工作的内容和内涵。

本书的编者均为常年工作在血液净化一线的医护人员,正是由于他们的辛勤笔耕、不吝赐稿,才有了本书的顺利编排出版,谨此特表感谢。希望本书能够成为血液净化专科护理人员的良师益友,为提高专科护理操作的规范化水平、改进医疗护理质量作出应有的贡献。

毋庸置疑,本书一定存在疏漏和不妥之处,敬请读者朋友们不吝指正,以便我们再版时能够改进和完善。同时,学术问题存在百家争鸣,欢迎大家能够就我们所提出的问题和内容提出自己的看法,进行讨论、争议,以促共同进步。

南京医科大学第二附属医院　　沈　霞

2016 年 8 月

目　录

第 1 章

血液净化中心工作人员岗位说明书

一、血液净化中心护士长岗位说明书

岗位名称	血液净化中心护士长	所属部门	血液净化中心
管理上限	科护士长	管理下限	护士
学　历	大专及以上	职　称	主管护师(大专学历) 护师(本科及以上学历)
岗位职责			1. 在护理部主任、科护士长领导下,以及科主任的业务指导下,履行护士长职责,负责血液净化中心的行政、业务管理及思想工作 2. 根据医院护理部工作计划,制订血液净化中心工作计划(含护理、教学、科研等)并组织实施 3. 了解国内外专科护理的进展,具体组织血液净化中心新技术、新业务的开展 4. 参加科主任查房,组织血液净化中心的护理查房 5. 负责对血液净化中心护理工作及护理质量进行督促与检查、指导与考核,及时总结经验,不断提高护理质量 6. 根据工作需要合理安排,协调护士人力,进行科学分工

岗位职责	7. 根据专科业务、技术需要,有计划地组织血液净化中心护士采取多种方式学习新业务新知识、新技术操作和新仪器的使用等,并组织理论考试和技术考核,提高整体护理相关理论水平和专业技能
	8. 督促检查各项规章制度、专科护理常规和护理流程贯彻执行情况,发现问题及时纠正,严防差错事故。对发生的护理不良事件组织讨论、汲取经验,订出防范措施
	9. 负责血液净化中心的财产预算、管理和报损等。对各类物品,包括耗材、机器、设备,指定专人负责,建立账目,定期清点、维修。贵重、精密器械建立使用登记卡
	10. 加强与医师及医院各部门的沟通及协调
	11. 定期与科主任、护理部联系,解决工作中出现的问题
	12. 鼓励血液净化中心护士积极开展护理科研、撰写护理论文
	13. 组织护士业务学习,指导进修、实习护士工作
	14. 评价护理管理、教学、科研等方面的成绩和问题,做好工作总结
工作标准	1. 准确及时传达医院、护理部及科室有关规定,并认真贯彻执行
	2. 本科室规章制度齐全,专科岗位职责明确,分工合理,弹性排班,落实和执行绩效考核
	3. 专科工作制度及流程落实到位,专科操作标准化作业程序(SOP)有流程再造,有质量持续改进
	4. 布局流程符合医院感染管理相关要求,医院感染管理相关制度落实到位,感染控制指标达标、透析用水质量达标
	5. 有专科护理常规和感染控制规范等资料,有年度工作计划与总结
	6. 各种登记、专科检查表单和报表按要求及时、准确完成,原始资料记录准确、完整
	7. 根据 PDCA[计划(PLan)、实施(Do)、检查(Check)、处理(Action)]循环法,进行全面的护理质量控制,各项护理质量管理指标达标

续表

工作标准	8. 教学、科研、培训计划制订全面、有落实措施 9. 护理人员"三基三严"考核达标,规范化培训、专科培训、继续教育培训参与率 100% 10. 透析患者对护理工作的满意率不低于 90% 11. 完成医院或护理部要求的其他相关工作
任职条件	1. 大专及以上学历 2. 具有 3 年以上主管护师工作经验(本科以上学历具有护师职称) 3. 经过护理管理知识培训 4. 专科核心能力培训考核合格
岗位技术能力要求	1. 临床工作经验丰富 2. 具有一定的护理管理及护理创新能力 3. 护理技术操作规范 4. 具有较强的组织协调及沟通能力 5. 具有应对突发事件及化解危机的能力 6. 具有组织并参与危重患者抢救的能力 7. 具有主持护理查房与参加护理会诊的能力 8. 具有承担临床带教和业务培训的能力
绩效	1. 通过级别认定 2. 能级对应,履行职责,考核合格 3. 绩效系数 1.5~1.6(副护士长 1.4,主持工作者享受护士长系数),另加工龄系数、节假日补贴

附 1:血液净化中心护士长每日工作程序

7:30—8:29　巡视中心各单元,参与透析患者的治疗操作,重点患者、疑难患者、特殊患者重点关注,布置当天重点工作。

8:30—9:29　评价存在问题,管理透析患者家属,检查前一天患者的收费情况,了解新患者的透析治疗情况及需要解决的问题。

9:30—11:29　随科主任查房,检查危重、特殊患者的透析治疗方案实施情况,透析护理及各项管理是否符合要求。

11:30—12:29　安排行政工作。

13:30—13:59　参加并主持中心交班会,随时接受特殊患者透析治疗需要的呼唤,现场解决护理疑难问题。

14:00—17:30　有计划实施护理培训及护理查房,处理护理行政工作,检查各班护理治疗执行情况,计划明日工作,申请领取各种物品。

附 2:血液净化中心护士长重点工作

1. 周重点

周一:检查急(抢)救物品、药品合格率达 100%,检查护工环境卫生工作。

周二:检查护理文件书写情况,处理日常事务。

周三:随科主任查房,了解全血液净化中心患者情况,检查基础护理及危重患者护理情况。

周四:总核对医嘱,检查收费情况。护理培训及护理查房。

周五:检查健康教育、护患沟通、医护协作实施情况和患者满意度。

2. 月重点

第一周:安排护理人员的业务学习计划(每周四,每月 4 次),护理查房。

第二周:领取医疗用品器械,进行重点维修、保养等,检查布类、常用透析耗材物品等使用情况。每季度对布类、医疗设备等物品总清点一次。

第三周:召开患者工休座谈会,征求患者意见,做好健康教育工作。护理查房。

第四周:召开血液净化中心护理人员护理质量及护理安全会议,总结本月工作,制订及布置下月工作计划。

二、血液净化中心 N1 级护士岗位说明书

岗位名称	N1级护士	所属部门	血液净化中心
管理上限	护士长	管理下限	患者、见习护士
学　历	大专及以上	职　称	护士

岗位 职责	1. 在科主任、护士长领导下,以及上级护士的业务指导下进行工作 2. 认真执行各项护理工作制度和操作规程,准确及时地完成各项护理工作及技术操作 3. 负责普通患者的血液透析及透析过程中的护理工作 4. 正确执行医嘱,遵循医师的治疗计划,协助医师做各种诊疗工作 5. 积极巡视透析室,密切观察患者病情,认真记录,发现异常情况及时报告 6. 做好透析患者的整体化护理,加强心理护理与饮食管理,积极进行健康教育 7. 维持透析室秩序,为患者创造清洁、整齐、安静的治疗环境 8. 认真做好各种登记及记录 9. 负责透析室的消毒隔离及物品管理 10. 指导实习学生、护理员、卫生员、配膳员的工作
工作 标准	1. 履行岗位职责,遵守各项规章制度 2. 能够协助上级护士工作,服从领导分配 3. 为患者提供舒适的透析环境和体位 4. 严格"三查八对一注意"制度,确保患者血液透析安全 5. 与患者一起制订饮食计划 6. 透析过程中定期巡视患者,了解患者透析反应,发现问题要及时处理或向医师汇报 7. 能够参加危重患者的抢救,正确使用各种仪器设备 8. 严格执行床头交接班制度,态度认真,交接全面、清楚、无误 9. 职业防护到位

续表

任职条件	1. 护理大专以上学历,取得执业护士资格 2. 参加规范化培训,并考核合格 3. 经过血液净化专科知识培训,取得省卫生厅准入资格证书 4. 经过专科核心能力培训,并考核合格
岗位技术能力要求	1. 初步掌握透析中心基本核心制度 2. 熟悉透析区域的设备及耗材物品的使用 3. 能独立完成血液透析患者的收治登记、就诊、护理评估及初步处理 4. 能根据病情需要给予血液透析患者正确、舒适的体位 5. 能建立有效的血管通路,并对血管通路实施正确的护理 6. 能独立、正确、安全完成血液透析治疗与护理 7. 能识别机器上的各种报警装置,排除故障,使治疗顺利进行 8. 能运用护理程序的思维方法对血液透析患者进行正确的常规性护理评估 9. 掌握心搏骤停、高血钾、低血压、高血压、急性心力衰竭、透析失衡综合征、各类型休克、心搏和呼吸骤停、急性脑出血、糖尿病酮症酸中毒、变态反应等并发症的早期发现和紧急处理方法,在上级护士的指导下能配合开展抢救工作 10. 能独立完成患者的健康教育和各项注意事项指导
绩效	1. 通过级别认定 2. 能级对应,履行职责,考核合格 3. 绩效系数 1.0,另加工龄系数、夜班及节假日补贴,若怀孕则照顾上白班者,奖金系数调整为 0.8～0.9

三、血液净化中心 N2 级护士岗位说明书

岗位名称	N2 级护士	所属部门	血液净化中心
管理上限	护士长	管理下限	患者、N1 级护士、实习护士、进修护士
学 历	大专及以上	职 称	护师
岗位职责	1. 在科主任、护士长领导下,以及上级护师的业务指导下进行工作 2. 正确进行各项护理技术操作,发现问题及时解决 3. 参与危重、复杂、疑难患者的护理工作,独立完成新开展技术和"连续性肾替代治疗"(CRRT)技术操作工作 4. 及时巡视透析室,密切观察患者病情,认真记录,发现异常情况及时报告并参与处理 5. 做好透析患者的心理护理与饮食管理,积极进行健康教育 6. 熟练掌握专科常用机器、设备的使用和维护 7. 负责单元管理工作,包括规范化管理、耗材管理、无菌物品管理、机器设备管理 8. 参与或主持护理查房,参加病例讨论 9. 协助护士长负责血液净化中心护士和进修护士的业务培训 10. 承担临床带教任务和部分学校的理论授课任务 11. 协助护士长开展各项护理科研,及时总结经验,撰写论文 12. 参与科室护理不良事件的分析,提出整改措施 13. 掌握血液净化专科基础知识,熟练回答早会提问,能应用护理程序为患者服务		
工作标准	1. 履行岗位职责,遵守各项规章制度 2. 能够协助上级护士工作,服从领导分配 3. 能够独立分管患者,护理技术水平能够担任责任组内的危重、疑难患者的护理工作 4. 掌握危重、疑难患者的病情,并对其有正确识别和治疗模式的治疗医嘱 5. 严格执行床头交接班制度,态度认真,交接全面、清楚、无误 6. 严格认真执行查对制度,消毒隔离制度,符合无菌操作原则 7. 实施安全管理,确保患者安全,定时评估巡视,及时采取措施 8. 积极学习本专科新技术、新业务,负责下级护士指导工作 9. 负责护生、下级护士、进修护士的培训及带教任务,并有相关记录		

续表

任职条件	1. N1 级任职满 3 年
	2. 从事临床护理工作 3~8 年
	3. 经过血液净化专科知识培训,取得江苏省卫生厅专科准入证书
	4. 经过专科核心能力培训,并考核合格
岗位技术能力要求	1. 能对血液透析中心的硬件进行常规的维护和管理
	2. 掌握透析用水质量的监控,能有效执行透析室预防院内感染的各项措施
	3. 能正确指导维持性血液透析患者的日常生活自我管理
	4. 能评估患者的营养状况,并提供适当的饮食指导,根据干体重计算并完成必要的脱水量,并提出对干体重的修改建议
	5. 能对透析患者开展心理护理,帮助患者寻求社会支持
	6. 掌握各特殊血液净化技术(包括血液滤过、血浆置换、吸附、血液灌流、单纯超滤、CRRT)的适应证及技术操作
	7. 能运用护理程序的思维方法对特殊血液净化患者进行护理
	8. 能根据检验指标追踪门诊血液透析患者的护理评价,并制订门诊血液透析患者随访计划
	9. 能对透析患者进行安全评估,正确评价患者安全管理措施的落实情况,并给予恰当保护措施
	10. 能独立进行心搏骤停、高血钾、低血压、高血压、急性心力衰竭、透析失衡综合征、各类型休克、心搏和呼吸骤停、急性脑出血、糖尿病酮症酸中毒、变态反应等并发症的应急处理
	11. 能对下级护士进行护理带教和技术示范
	12. 能以基本信息获取技术,追踪血液透析的新技术与新业务
绩效	1. 通过级别认定
	2. 能级对应,履行职责,考核合格
	3. 绩效系数 1.1,另加工龄系数、夜班及节假日补贴,若怀孕则照顾上白班者奖金系数调整为 0.8~0.9

四、血液净化中心 N3 级护士岗位说明书

岗位名称	N3 级护士	所属部门	血液净化中心
管理上限	护士长	管理下限	患者、N1～N2 级护士、实习护士、进修护士
学　历	大专及以上	职　称	护师
岗位职责	1. 在科主任、护士长领导下和 N4 级护士指导下进行工作 2. 负责督促、检查本单元护理工作质量,发现问题及时解决 3. 对复杂的血液净化技术及新开展治疗技术熟练操作 4. 解决本专科护理业务上的疑难问题 5. 指导重危、复杂、抢救和新开展透析患者的护理工作 6. 熟练掌握专科治疗模式及机器设备的使用,对常见故障能及时排除 7. 组织和主持护理查房,对下级护士的护理业务给予具体指导 8. 对本专科发生的护理不良事件进行分析,并提出防范措施 9. 承担本科室业务培训工作 10. 承担临床带教任务,指导下级护士、进修与实习护士工作 11. 参加主管护师读书报告会,担任专题讲座主讲人 12. 制订本科室护理科研计划,并组织实施 13. 每年撰写 1 篇有一定水平的护理论文或护理综述		
工作标准	1. 仪容仪表符合要求,履行岗位职责 2. 掌握危重疑难患者的病情,并对其有正确识别和治疗模式的治疗医嘱 3. 危重患者护理工作到位,主动参与或管理危重疑难患者的透析护理技术工作 4. 在抢救患者时,执行口头医嘱必须复述一遍、保留空安瓿、核对无误后方可弃去 5. 熟练掌握患者的"九知道" 6. 各项抢救技能操作熟练掌握,操作符合规范		

工作 标准	7. 做好患者及其家属的心理护理 8. 治疗准确及时,详细做好记录 9. 交接班程序符合要求,内容全面 10. 遵守各项规章制度
任职 条件	1. 本科生 N2 任职期满 3 年、大专生满 5 年,从事临床护理工作 8 年及以上 2. 经过省市护理管理知识培训 3. 经过血液净化中心专科培训并考核合格者 4. 经过专科核心能力培训,并考核合格
岗位 技术 能力 要求	1. 能正确使用简易心理测评量表对患者心理状态进行初步评估 2. 能对各功能区域的物品配置及患者治疗进行动态管理 3. 掌握和配合医师完成 CRRT 系列治疗方案的制订 4. 具备进行透析护理质量监控及血液净化中心医院感染控制管理的能力 5. 能参与制订科内核心制度、工作程序及流程改进,对下级护士的工作质量进行评价、反馈及指导,并采取积极有效的改进措施 6. 能迅速判断血液净化治疗的并发症或病情变化,预见性地做好急救准备,并能快速组织应急处理 7. 能不断发现临床工作中的潜在问题,并给予持续的质量改善 8. 参与疑难病例讨论,组织护理教学查房 9. 具较好的健康教育知识与技能,能与患者及其家属良好沟通 10. 具有对下级护士教育和指导的能力,能根据本组护士实际需要制订相应的培训计划
绩效	1. 通过级别认定 2. 能级对应,履行职责,考核合格 3. 绩效系数为 1.2,另加工龄系数、夜班及节假日补贴,若怀孕则照顾上白班者奖金系数调整为 0.8~0.9

五、血液净化中心 N4 级护士岗位说明书

岗位名称	N4 级护士	所属部门	血液净化中心
管理上限	护士长	管理下限	患者、N1～N3 级护士 实习护士、进修护士
学　历	本科及以上	职　称	副主任以上职称或专科护士
岗位 职责			1. 在科主任、护士长的领导及业务指导下,指导本科护理业务技术、科研和教学工作 2. 负责疑难、复杂患者的血液透析操作 3. 解决本专科护理疑难问题,提出建设性意见 4. 组织危重患者抢救,参加院内护理会诊 5. 主持本科的护理大查房,指导下级护士的查房,不断提高护理业务水平 6. 对本科护理差错、事故提出技术鉴定意见 7. 主持院级或科内护理查房、疑难病例讨论及读书报告会 8. 负责或参与科室护理质量控制工作,不断发现工作中存在的问题,并提出整改意见,达到持续改进的目的 9. 负责护理本科和大专学生的临床带教,并承担理论授课任务 10. 协助护理部做好护士晋级的考核工作,承担对高级护理人员的培养 11. 制订本科护理科研、技术革新计划 12. 了解国内外本科护理发展动态,引进先进技术,提高护理质量,发展护理学科 13. 协助护士长加强对科室护理工作的管理
工作 标准			1. 护理业务水平能够担任科室内的危重、疑难患者的血液净化护理工作,及时解决临床护理疑难问题 2. 掌握本专科新技术、新业务,了解专科的发展动态 3. 有效监督、指导责任护士的护理工作,定时评价 4. 承担培训及带教任务,并有相关记录 5. 实施安全管理,确保患者安全 6. 满足患者生理、心理的需要,做好健康教育

任职条件	1. N3 级任职期满 5 年,从事临床护理工作至少 10 年以上
	2. 或取得省级专科护士培训证书
	3. 经过省市护理管理知识培训,具有一定的护理管理能力
	4. 经过专科核心能力培训,并考核合格
岗位技术能力要求	1. 具有以循证护理的方式解决本专科疑难护理问题的能力
	2. 具有开展与血液透析护理相关的科学研究的能力
	3. 能制订并完善本专科护理新业务新技术的准入制度,提出护理程序,并对准入过程进行全程质控
	4. 能完善、改进本专科护理工作质量标准,检查落实情况并评价实施效果
	5. 能制订预防血液透析区域医院感染控制的措施并评价落实情况
	6. 能组织本专科疑难透析患者护理查房、病例讨论及本专科的护理会诊工作
	7. 具备良好的沟通技巧,能与院内各科室进行有效的协调
	8. 能预见科室潜在的不安全因素,指导下级护士落实安全管理
	9. 具有能影响他人并能建立良好的团队的能力
	10. 能对全院医护人员进行血液透析技术演示教学。具有较强的授课能力
绩效	1. 通过级别认定
	2. 能级对应,履行职责,考核合格
	3. 绩效系数 1.3,另加工龄系数、夜班及节假日补贴,若怀孕则照顾上白班者奖金系数调整为 0.8~0.9

六、血液净化中心护士助理
(医技工)岗位说明书

岗位名称	护士助理(医技工)	所属部门	血液净化中心
管理上限	护士	管理下限	工友,患者
学　历	高中、中专及以上	职　称	护士助理(医技工)

岗位职责	1. 在科主任、护士长的领导下,以及责任护士业务指导下进行工作 2. 遵守医院及科室的规章制度,不迟到早退,团结友爱,勤劳、懂礼貌 3. 认真执行各项工作制度和操作规程,准确及时完成分配的各项工作 4. 正确执行护嘱,遵循护士的护理计划,协助护士做好各项护理工作 5. 在护士指导下巡视观察患者病情,认真记录,发现异常情况及时报告 6. 做好患者的整体照护,加强生活护理、饮食管理及心理疏导,积极进行健康教育 7. 维持透析治疗区域秩序,为患者创造清洁、整齐、安静的治疗环境 8. 在护士指导下负责透析治疗区域的物品配送及物品管理工作 9. 协助护士做好被服及家具的管理工作
工作标准	1. 履行岗位职责,遵守各项规章制度 2. 能够协助上级护士的工作,服从工作分配 3. 遵循Ⅲ类环境的质量标准,为患者提供舒适的透析环境 4. 根据护士病情评估及患者需要,协助患者获得舒适体位 5. 凡与患者相关操作及服务,严格执行"三查八对一注意"制度,确保患者血液透析治疗安全 6. 血液透析治疗前根据护嘱做好物品准备、机器准备、血液透析管路预冲准备等准备工作 7. 能够正确、安全和规范地进行血液透析上下机操作 8. 能够根据巡视规范 SOP,对患者进行透析过程的病情观察、血压监测、机器巡视,发现问题及时向上级护士汇报 9. 遵守感染控制制度,注意个人职业防护

任职条件	1. 职校或中专及以上学历,不限定有护士执业证书
	2. 参加科室岗前规范化培训、安全教育培训及专业培训,并考核合格
岗位技术能力要求	1. 熟练知晓血液净化中心的各项规章制度、操作流程及应急预案
	2. 掌握透析区域的设备和耗材物品使用
	3. 能够帮扶患者体重测量并给予指导和记录
	4. 能独立完成机器准备、血管通路护理准备、管路预冲等护理准备工作
	5. 能根据患者病情给予正确的体位、舒适的床单元及清洁的环境
	6. 能够正确、安全和规范地知晓血液透析上(下)机操作技能
	7. 协助生活不能自理患者的进食、起床和活动,防跌倒
	8. 能够正确配制各种机器消毒液和物品浸泡消毒液
	9. 能够在护士指导下根据临床需要正确使用透析液
	10. 巡视观察患者病情,了解患者的需要和需求,发现问题及时报告
	11. 做好治疗结束后废弃物、机器、床单元等终末处理
	12. 及时收集或送出各种检验标本,必要时护送患者完成相关检查
绩效	1. 履行职责,考核合格
	2. 基本工资,另加积分制考核、夜班及节假日补贴

七、血液净化中心治疗护士岗位职责

1. 在护士长领导下,担任血液透析区域治疗护士的工作。

2. 参加交班会,听取前一天交班报告。按照治疗护士工作流程开展工作,严格无菌观念。

3. 负责穿刺、透析及各种治疗前的准备工作,准备各种特殊检查用物,为医师做好各种穿刺、手术物品和药品的准备工作。

4. 负责抢救箱、抢救设备、急救药品及麻醉、精神类药物的领取和管理工作,并严格做好交接班。

5. 负责清点器械、物品、药品,及时更换、消毒各种灭菌物品。

6. 负责急诊透析患者的治疗安排,对病区系统患者透析做好治疗安排及收费清点工作。

7. 负责透析耗材等物品的领取、保管、登记和发放工作。每月将统计报表上交护士长。

8. 严格感染管理,对透析器、透析反渗水、透析液、置换液、透析室内空气等定期进行检查和登记。

附3:治疗班护士工作内容

1. 每班次常规液体和抗凝剂准备。

2. 无菌物品的更换,并有标签。

3. 透析耗材的准备(透析器、血路管道、穿刺针、护理包等)。

4. 止血带、氧气湿化瓶的浸泡、消毒、准备。

5. 药品的管理和使用登记。

6. 透析液、置换液、水处理等水质量的质量控制。

7. 每月感染控制管理检查。

8. 抢救车物品的使用和抢救器材的维护、保养。

9. 负责库房医用消耗品的使用登记签名。

10. 记录本:透析耗材登记本、紫外线消毒登记、抢救车物品登记、透析液质量登记、水处理设备的日常维护使用登记。

11. 治疗护士每周工作重点

周一、周四:更换所有消毒液,治疗室清洁卫生。

周二、周五:领药并核对药品。

周三、周六:检查一次性医用消耗品有效期。

八、血液净化中心透析单元责任护士岗位职责

1. 在护士长领导下,担任透析单元责任护士的工作。

2. 认真执行各项规章制度和技术操作规程,注意患者安全,严防差错事故。

3. 负责本区域5张或6张透析床单元的患者透析和机器设

备的护理操作工作。

4. 能正确评估患者病情、干体重、血管通路等，准确执行医嘱。

5. 严格执行无菌操作，按照专科护理流程，有效建立血管通路。

6. 认真执行查对制度，核对床号、机型、透析器、患者。

7. 检查机器运转情况，有故障及时判断、及时处理，防止机器因素造成对患者的伤害。

8. 思想集中，正确实施上机、下机护理操作流程，高度重视操作的正确性、规范性，重视透析护理的操作安全。

9. 正确填写或计算并记录透析护理记录单，按时实施护理。

10. 密切观察透析患者病情、血管通路、机器运转，能及时处理常见透析并发症。

11. 实施健康教育，与患者有效沟通，解决患者交费、取药、化验、检查的困难。

12. 透析治疗结束，检查并评价单次透析治疗效果是否达标，检查机器参数是否到位。

13. 透析结束后，指导护工正确实施透析废弃物的毁形、分类、包装、运输工作。

14. 详细交接班并统计工作量。

附 4：责任护士工作程序

早班 7：30—13：30，中班 11：30—17：30，晚班 16：00—22：30。

1. 了解当天排班及患者透析治疗情况。

2. 准备透析机器、透析 A 液和透析 B 液，血液管路、透析器、生理盐水、穿刺针、抗凝剂、护理包等相关透析耗材物品。

3. 进行透析前护理评估，执行医师医嘱，正确设定机器治疗参数。

4. 按照专科护理操作流程进行操作，正确进行透析护理治疗。

早班 9:30—10:00,中班 14:00—14:30,晚班 18:30—19:00。

5. 整理透析环境物品,整理床单元,保持整齐、清洁、安静的透析治疗环境。

6. 早班 10:00—12:00,中班 14:30—16:30,晚班 19:00—21:00。

7. 病情观察,处理可能的并发症。

8. 原则上:每小时测血压 1 次,每半小时巡视观察机器、病情和血管渗血情况。

9. 及时、准确记录透析记录单。

10. 准备下一班次的透析相关用物。

11. 为患者提供相关的生活护理及取药、交费等服务。

12. 健康教育和沟通。

早班 12:00—13:00,中班 16:30—17:30,晚班 21:00—22:00。

13. 检查机器参数,检查患者病情状态,保证治疗效果达标。

14. 进行透析结束前准备并实施透析下机操作。

15. 进行透析治疗结束后的床单元、机器、透析治疗物品的终末处理。

16. 整理环境,医疗护理文件填写归档、交班记录。

每天 13:30—14:00(除周六)。

17. 参加交班会,医护沟通。

九、血液净化中心"连续性肾替代治疗" 出诊护士岗位职责

1. 在护士长领导下,担任血液净化中心"连续性肾替代治疗" (CRRT)出诊护士的工作。能胜任各班次的护理工作,服从护士长的工作安排。

2. 认真执行各项规章制度,规范化执行技术操作规程,重视患者安全,严防差错事故。

3. 在患者签署知情同意书后,负责患者透析治疗和机器设备的护理操作工作。

4. 能正确评估患者病情、液体容量、血管通路等,及时汇报,准确执行医嘱。

5. 严格无菌操作,按照专科护理流程,有效维护血管通路。

6. 认真执行查对制度,核对床号、机型、透析器、患者等。

7. 检查机器运转情况,有故障及时判断、及时处理,防止机器因素造成患者的伤害。

8. 治疗过程中护士思想集中,正确实施上机、下机护理操作流程,重视透析护理的操作安全,能及时处理常见透析并发症。

9. 正确填写透析护理记录单,按时实施护理措施。

10. 正确配制和使用透析液、置换液等透析用液体,有标识及相关信息,并注意在有效期内使用。

11. 透析治疗结束,检查并评价单次透析治疗是否达标,检查机器参数是否到位。

12. 透析治疗结束后,指导护工正确实施透析废弃物的毁形、分类、包装、运输工作。

13. 详细交接班并留原件透析记录单在所出诊的病房,复印件带回透析中心。

14. 检查透析治疗患者收费情况。

十、血液净化中心医疗废物管理工作人员岗位职责

1. 热爱环保工作,认真执行《医疗废物管理条例》和《医疗卫生机构医疗废物管理办法》,依法做好医疗废物处置工作。

2. 严守工作岗位,严格医疗废物分类管理,严禁医疗废物混入生活垃圾。

3. 认真做好医疗废物的收集、储存和转运工作。

4. 定期收集医疗废物储存设备、容器、包装物。

5. 严格交接手续。

6. 做好台账、登记、统计工作,及时做好月报上报工作。

7. 做好医疗废物收集安全工作,维护好危险物识别标识。

8. 严禁被污染的一次性医疗用品回收利用,做好监督检查工作。

十一、血液净化中心临床工程技术员岗位职责

1. 在科主任、护士长及工程师的领导下负责本中心分管仪器设备的维修、调试、保养和检测。

2. 负责水处理设备、集中供液设备的日常运转及文字数据记录工作。包括透析浓缩液的制备和质量检查,确保透析液离子浓度的准确和微生物浓度达标,杜绝事故的发生。

3. 承担科室感染控制信息员工作,负责透析用水的感染控制,包括水处理系统和集中透析液配制系统的消毒、标本留取、常规检验检测。

4. 在透析治疗中巡视设备的运转情况,发现问题及时解决或与工程师取得联系,及时维修,保证设备的正常运转,并做好记录。

5. 严格执行各项规章制度和技术操作规程,准确、及时、规范地完成各项技术操作。

十二、血液净化中心临床工程师岗位职责

1. 在科主任、护士长及设备科的领导下开展工作,参加每日交班,定期向科室 QC 小组(质量管理小组,即品管圈)汇报机器设备的管理和使用情况。

2. 负责血液净化中心所有机器设备正常运转,指导和检查技术员的工作质量。培训和指导护士正确进行各种设备操作。

3. 负责机器设备的配件申请、领取、保管、使用和记录。

4. 负责设备的故障排除、保养和维修后处理。

5. 参与科研工作和学术交流活动。

十三、血液净化中心前台服务人员岗位职责

1. 在护士长指导下完成所规定的前台工作任务。

2. 保证透析中心来人来访、咨询、引导、登记、签名和照相,维持前台工作秩序。

3. 参与透析患者治疗分流工作,维持透析治疗场所工作环境舒适。

4. 负责管理透析接待大厅、家属休息室、男(女)更衣室的安静、整洁、安全。

5. 参与患者车辆轮椅管理工作。

6. 负责报刊杂志、化验单、收费单等的接收和分检工作。

7. 在血液净化中心运行过程中,负责管理医疗文件的计算机录入工作。

十四、血液净化中心护士服务规范

1. 血液净化中心护士服装整齐,姿态端庄,言行举止符合护士的行为规范。

2. 热情接待进行血液透析治疗的患者,态度和蔼,有问必答,安排在指定床位、指定机器治疗,保证血液净化护理工作有序开展。

3. 严格执行"三查七对一注意六执行",严格无菌操作流程,专科操作熟练敏捷。

4. 坚守工作岗位,保持良好的应急状态,保证各种应急到位,保证治疗中(如出现相关并发症时)的及时救治。

5. 抢救药品、物品定期检查补充,机器设备保持良好状态,保证治疗及时、安全和顺利。

6. 定期巡视患者,注意透析治疗过程中的病情变化,发现问题及时采取措施或汇报医师。

7. 加强健康教育,做好患者心理疏导,尽量减轻患者痛苦。

8. 各种各类废弃物严格按照有关规定处理。

第 2 章

血液净化中心 N1~N4 级护士专业核心能力

一、血液净化中心 N1 级护士专业核心能力模块

(一)核心能力综合模块

核心能力	N1 级(基本级:工作 3 年以下)
专业基础	1. 掌握 N1 级岗位职责、工作标准、任职条件及岗位技术能力要求 2. 熟悉各班次岗位职责及工作标准 3. 掌握各项护理核心制度,如分级护理制度、查对制度、危重患者抢救制度、值班与交接班制度、护理文件书写制度,并在工作中落实 4. 掌握常见护理工作流程,如血液透析护理流程、透析过程巡视观察流程、交接班流程等 5. 熟悉血液净化中心的布局及功能划分、环境及物品的放置,能迅速取用各种物品 6. 能独立完成血液透析患者的收治登记、就诊、护理评估及初步处理 7. 能初步了解和使用各种护理安全、风险评估量表,如坠床评分量表、跌倒评分量表、内瘘功能评分量表、透析器凝集评分量表等内容,客观评估血液透析患者治疗护理进展及危险因素等

核心能力	N1级(基本级:工作3年以下)
专业基础	8. 掌握各项安全防范措施,如身份识别制度、不良事件上报制度等,保证透析患者治疗安全 9. 熟悉护理程序的工作方法,能对血液透析患者进行正确的常规性护理评估,实施规范有效的护理措施 10. 掌握血液净化护理常规,如血液透析、血液灌流、无肝素透析等 11. 掌握血液净化常见并发症的临床表现与护理常规,如急性左侧心力衰竭、高血压、低血压、失衡综合征等 12. 掌握透析液的成分、识别各种透析耗材,如内瘘穿刺针、单针双腔导管、透析器等 13. 熟悉血液透析常用药物的不良反应及注意事项,如肝素、促红细胞生成素等
专业技能	1. 熟练掌握临床常见护理基本操作,如各种注射法、静脉输液、吸氧、吸痰、生命体征测定等 2. 掌握血液透析机器的各个部位及其功能,操作原则及按键的使用,认识各型号血液透析机。能对透析机进行正确的消毒和保养 3. 能识别机器上的各种报警装置,正确排除故障,使治疗顺利进行 4. 掌握临床其他常用仪器的使用,如心电监护仪、血糖仪、输液泵、注射泵等 5. 掌握血液透析常用护理操作SOP,如血液透析管道预冲、血液透析上机操作、血液透析下机操作等。能独立、正确、安全完成血液透析治疗与护理 6. 能建立有效的血管通路,并对血管通路实施正确的护理 7. 能正确书写血透护理文书及记录透析机、水处理设备的使用状况 8. 能对血液净化中心进行有效的空气消毒 9. 能正确执行透析医嘱,如血液透析、血液透析滤过、计算干体重、调节电导度、设置透析温度、制订透析超滤等

续表

核心能力	N1 级（基本级：工作 3 年以下）
应急处理与抢救能力	1. 能够对公共卫生突发事件（如停电、停水、泛水、火灾等）及时发现、及时上报，并在上级护士指导下采取正确措施 2. 掌握常见血液透析出现紧急意外的护理应急措施，如血液透析机器突然停电或机械故障、患者突然发生病情变化、过敏性休克、高血压、低血压、管道滑脱、透析器凝血等 3. 掌握血液透析中输血、输液反应的处理流程。掌握血液透析患者安全防范措施，如血液透析过程中血肿发生、透析器破膜等 4. 掌握抢救车内药品和物品的种类及抢救器械的放置 5. 能配合医师和上级护士对高危患者血液透析进行识别和实施抢救，如心肺复苏、简易呼吸气囊使用等 6. 掌握急性心力衰竭、透析失衡综合征、透析器首用综合征、低容量休克等并发症的早期发现和紧急处理方法，在上级护士的指导下能配合开展抢救工作 7. 遇到突发事件、难处理的事情或投诉时，懂得寻求有效帮助与及时汇报
教育与培训能力	1. 熟悉健康宣教基本理论、方法和流程 2. 能简单运用护理程序的方法对住院及门诊血液透析患者进行健康教育和各项注意事项指导
综合管理能力	1. 参与科室管理，如物品、药品、患者及其家属等，保证血液透析治疗区域安静、物品放置有序、急救物品处于备用状态。 2. 了解各项护理质量管理的指标、标准并落实 3. 按照职业安全防护指引做好自我防护工作 4. 能遵守和执行《患者安全目标》的管理要求，确保患者安全

(二)核心能力培训模块

核心能力	培训内容	培训方式/培训时间/培训者			
		第一次	第二次	第三次	第四次
专业基础	N1级护士资质、岗位职责及岗位技术能力要求	/ /	/ /	/ /	/ /
	血液净化中心各班岗位职责及工作标准	/ /	/ /	/ /	/ /
	交接班制度、医嘱执行制度	/ /	/ /	/ /	/ /
	危重患者抢救制度	/ /	/ /	/ /	/ /
	三查七对一注意六执行制度	/ /	/ /	/ /	/ /
	感染管理制度、消毒隔离制度、传染病患者隔离制度	/ /	/ /	/ /	/ /
	透析液和透析用水的质量监测制度	/ /	/ /	/ /	/ /
	重点环节及高危因素安全管理制度	/ /	/ /	/ /	/ /
	血液透析护理流程、血液透析过程巡视观察流程	/ /	/ /	/ /	/ /
	瘙痒、内瘘功能、透析器凝集评分量表应用	/ /	/ /	/ /	/ /
	身份或特别治疗识别制度、不良事件上报制度	/ /	/ /	/ /	/ /
	血液透析护理常规	/ /	/ /	/ /	/ /
	血液透析滤过护理常规	/ /	/ /	/ /	/ /
	血液灌流护理常规	/ /	/ /	/ /	/ /
	单针双腔留置导管护理常规	/ /	/ /	/ /	/ /
	内瘘穿刺护理常规	/ /	/ /	/ /	/ /

续表

核心能力	培训内容	培训方式/培训时间/培训者			
		第一次	第二次	第三次	第四次
专业基础	血液透析常见症状护理常规	/ /	/ /	/ /	/ /
	护理程序在血液透析的应用	/ /	/ /	/ /	/ /
	血液透析护理文件书写要求	/ /	/ /	/ /	/ /
	透析器首用综合征临床表现及透析护理	/ /	/ /	/ /	/ /
	急性左侧心力衰竭临床表现及透析护理	/ /	/ /	/ /	/ /
	失衡综合征临床表现及透析护理	/ /	/ /	/ /	/ /
	电解质紊乱临床表现及透析护理	/ /	/ /	/ /	/ /
	高血压临床表现及透析护理	/ /	/ /	/ /	/ /
	低血压临床表现及透析护理	/ /	/ /	/ /	/ /
	瘙痒临床表现及透析护理	/ /	/ /	/ /	/ /
	抽搐临床表现及透析护理	/ /	/ /	/ /	/ /
	血液透析常见实验室检查正常值	/ /	/ /	/ /	/ /
	血液透析常用药物的不良反应及使用注意事项	/ /	/ /	/ /	/ /
专业技能	各种注射法	/ /	/ /	/ /	/ /
	输血	/ /	/ /	/ /	/ /
	静脉输液	/ /	/ /	/ /	/ /
	吸痰法(经口、经鼻)	/ /	/ /	/ /	/ /

核心能力	培训内容	培训方式/培训时间/培训者			
		第一次	第二次	第三次	第四次
专业技能	氧疗	/ /	/ /	/ /	/ /
	生命体征测定	/ /	/ /		/ /
	心肺复苏	/ /	/ /	/ /	
	开口器舌钳的使用	/ /	/ /	/ /	
	心电监护技术	/ /	/ /	/ /	
	血糖仪使用	/ /	/ /	/ /	
	输液泵的使用	/ /	/ /		
	注射泵的使用	/ /	/ /		
	透析液的成分及配制要求、输送及检测	/ /	/ /	/ /	
	透析器的结构、类型及膜材料特点	/ /	/ /	/ /	
	单针双腔中心静脉留置导管的使用特点	/ /	/ /	/ /	
	血液透析机器各部件及各型号区别	/ /	/ /	/ /	/ /
	血液透析机器操作原则及各功能使用	/ /	/ /	/ /	/ /
	血液透析机器消毒和保养	/ /	/ /	/ /	/ /
	识别血液透析机器报警装置	/ /	/ /	/ /	/ /
	排除血液透析机器常见故障	/ /	/ /	/ /	/ /
	干体重的计算	/ /	/ /		
	透析液电导度的设置及运用	/ /	/ /	/ /	/ /

续表

核心能力	培训内容	培训方式/培训时间/培训者			
		第一次	第二次	第三次	第四次
专业技能	透析液温度设置及运用	/ /	/ /	/ /	/ /
	血液透析超滤率设定及运用	/ /	/ /	/ /	/ /
	血液透析滤过置换液的设定及运用	/ /	/ /	/ /	/ /
	血液透析管路预冲	/ /	/ /	/ /	/ /
	血液透析上机操作	/ /	/ /	/ /	/ /
	血液透析下机操作	/ /	/ /	/ /	/ /
	内瘘穿刺操作	/ /	/ /	/ /	/ /
	单针双腔留置导管操作	/ /	/ /	/ /	/ /
	水处理系统的监测操作	/ /	/ /	/ /	/ /
应急处理与抢救能力	公共突发事件(停电、停水、泛水、火灾)的应急预案及程序	/ /			/ /
	血液透析患者发生过敏性休克的急救流程	/ /	/ /	/ /	/ /
	血液透析管道滑脱的急救流程	/ /	/ /	/ /	/ /
	血液透析患者发生空气栓塞的应急预案	/ /	/ /	/ /	/ /
	内瘘穿刺出血、皮下血肿的应急预案	/ /	/ /	/ /	/ /
	血液透析低血压的应急预案	/ /	/ /	/ /	/ /
	血液透析高血压的应急预案	/ /	/ /	/ /	/ /

核心能力	培训内容	培训方式/培训时间/培训者			
		第一次	第二次	第三次	第四次
应急处理与抢救能力	透析器凝血的应急预案	/ /	/ /	/ /	/ /
	透析器破膜的应急预案	/ /	/ /	/ /	/ /
	血液透析过程中肌肉痉挛的处理流程	/ /	/ /	/ /	/ /
	血液透析过程中恶心、呕吐、头痛的处理流程	/ /	/ /	/ /	/ /
	透析器首用综合征的处理流程	/ /	/ /	/ /	/ /
	失衡综合征的处理流程	/ /	/ /	/ /	/ /
	血液透析溶血紧急处理流程	/ /	/ /	/ /	/ /
	血液透析机器故障的紧急处理流程	/ /	/ /	/ /	/ /
	透析用水的化学污染、细菌污染的紧急处理流程	/ /	/ /	/ /	/ /
	水处理设备运行突发事件的处理预案	/ /	/ /	/ /	/ /
	职业暴露后的处理流程	/ /	/ /	/ /	/ /
	血液透析患者血液污染处理措施	/ /	/ /	/ /	/ /
	医院感染暴发报告及处理程序	/ /	/ /	/ /	/ /
	抢救车管理和抢救器械的放置	/ /	/ /	/ /	/ /
	护理不良事件上报制度及流程	/ /	/ /	/ /	/ /

续表

核心能力	培训内容	培训方式/培训时间/培训者			
		第一次	第二次	第三次	第四次
教育与培训能力	健康宣教基本理论、方法、流程	/ /	/ /	/ /	/ /
	住院及门诊患者血液透析健康教育	/ /	/ /	/ /	/ /
	住院及门诊患者肾替代治疗居家生活指导	/ /	/ /	/ /	/ /
	内瘘血管成形术后健康教育	/ /	/ /	/ /	/ /
	甲状旁腺切除术后健康教育	/ /	/ /	/ /	/ /
	单针双腔中心静脉留置导管健康教育	/ /	/ /	/ /	/ /
综合管理能力	血液透析中心质量管理标准	/ /	/ /	/ /	/ /
	药品、物品、耗材管理质量标准	/ /	/ /	/ /	/ /
	安全管理标准	/ /	/ /	/ /	/ /
	护理人员要素管理	/ /	/ /	/ /	/ /
	护理文件质量标准	/ /	/ /	/ /	/ /
	标准预防概念及相关知识	/ /	/ /	/ /	/ /
	职业安全防护	/ /	/ /	/ /	/ /
	六步洗手法及洗手的指征	/ /	/ /	/ /	/ /
	血液透析水处理设备感染控制管理	/ /	/ /	/ /	/ /
	血液净化中心的消毒隔离方法	/ /	/ /	/ /	/ /
	医疗废弃物管理	/ /	/ /	/ /	/ /

注：①培训方式有授课、示范、实践、自学,填表时请用数字表示;②培训内容简单的项目,可 1 次完成培训,考核合格后通过,如不合格需继续培训;③培训涉及内容较多的项目,需分次培训,完成后经考核合格后通过,如不合格需继续培训

(三)核心能力考核模块

核心能力	培训内容		考核方法				评价结果	
	知识目标	技能目标	笔试	口试	现场	操作	考核时间/考核结果/考核者签名	补考时间/补考结果/考核者签名
专业基础	熟悉各班工作职责、流程、核心制度及安全管理制度	1. 知晓并履行各班工作职责					/ /	/ /
		2. 知晓并履行常见护理工作流程					/ /	/ /
		3. 知晓和履行护理核心制度,如查对制度、值班交接班制度等					/ /	/ /
	熟悉血液净化中心的布局及功能划分、环境及物品的放置,能迅速取用各种物品	1. 知晓功能划分					/ /	/ /
		2. 知晓Ⅲ类环境的感染控制要求					/ /	/ /
		3. 能迅速正确取到所需物品					/ /	/ /
	熟悉血液净化护理常规	1. 血液透析护理常规					/ /	/ /
		2. 血液透析滤过护理常规					/ /	/ /
		3. 血液灌流护理常规					/ /	/ /
		4. 单针双腔留置导管护理常规					/ /	/ /
		5. 内瘘穿刺护理常规					/ /	/ /

续表

核心能力	培训内容		考核方法				评价结果	
	知识目标	技能目标	笔试	口试	现场	操作	考核时间/考核结果/考核者签名	补考时间/补考结果/考核者签名
专业基础	熟悉血液透析患者健康评估、健康教育内容与方法	能对住院及门诊患者进行健康宣教及居家生活指导					/ /	/ /
	熟悉血液透析护理记录的书写规范和要求	完成常规血液透析护理记录					/ /	/ /
	了解水处理设备性能	1. 熟悉水处理设备各部件及维护记录					/ /	/ /
		2. 熟悉透析液配方及配制要求					/ /	/ /
		3. 熟悉透析用水的感染控制标准及样本取样方法					/ /	/ /
	了解血液透析相关耗材	1. 熟悉血液透析器型号及膜材料特点					/ /	/ /
		2. 熟悉单针双腔留置导管型号及特点					/ /	/ /
		3. 熟悉内瘘穿刺针的种类及特点					/ /	/ /
	熟悉血液透析常用药物的不良反应及注意事项,如肝素、促红细胞生成素等	1. 能正确使用并进行监测					/ /	/ /
		2. 知晓不良反应及注意事项					/ /	/ /

核心能力	培训内容		考核方法				评价结果	
	知识目标	技能目标	笔试	口试	现场	操作	考核时间/考核结果/考核者签名	补考时间/补考结果/考核者签名
专业技能	掌握临床常见基础护理操作,如氧疗、吸痰、各种注射法、静脉输液、输血、生命体征测定等,并熟悉其操作目的与注意事项	能熟练操作氧疗、吸痰、各种注射法、静脉输液、输血、生命体征测定等临床常见基础护理操作					/ /	/ /
	掌握临床常用仪器的使用	能熟练操作心电监护仪、血糖仪、输液泵、注射泵、除颤仪,有效设置合理报警参数					/ /	/ /
	掌握血液透析/血液透析滤过常用专科护理操作	1. 完成干体重的计算					/ /	/ /
		2. 掌握透析处方参数设定					/ /	/ /
		3. 掌握透析液和置换液连接					/ /	/ /
		4. 掌握血液透析管路预冲					/ /	/ /
		5. 掌握血管通路的护理(内瘘或留置导管)					/ /	/ /
		6. 掌握上机操作流程					/ /	/ /
		7. 掌握透析观察巡视					/ /	/ /
		8. 掌握下机操作流程					/ /	/ /
		9. 掌握透析废弃物处理流程					/ /	/ /
		10. 掌握透析机器消毒和保养					/ /	/ /

续表

核心能力	培训内容		考核方法				评价结果	
	知识目标	技能目标	笔试	口试	现场	操作	考核时间/考核结果/考核者签名	补考时间/补考结果/考核者签名
专业技能	掌握各类血标本采集与注意事项	能正确采集、存放各类标本					/ /	/ /
	熟悉护理文件的书写与常用评估量表的使用	1. 能在上级护士的帮助下进行正确书写护理文件					/ /	/ /
		2. 能正确使用跌倒、坠床、瘙痒、内瘘血管、凝血等评估量表					/ /	/ /
	熟悉职业安全防护的用具	1. 能正确使用防护用具					/ /	/ /
		2. 掌握六步洗手方法					/ /	/ /
		3. 掌握锐器伤处理流程					/ /	/ /
应急处理与抢救能力	熟悉抢救车的物品、药品	能在 30s 内取到抢救物品如吸引器、除颤仪及抢救车内药品					/ /	/ /
	熟悉公共突发事件、各种紧急情况的应急预案、投诉指引及请示汇报制度	1. 知晓和简单应用公共突发事件的处理流程					/ /	/ /
		2. 知晓和应用紧急意外的应急预案					/ /	/ /
		3. 知晓和熟练处理血液透析机器故障的紧急处理流程					/ /	/ /
		4. 遇到突发事件、难处理的事情或投诉时,懂得寻求帮助并及时汇报					/ /	/ /

核心能力	培训内容		考核方法				评价结果	
	知识目标	技能目标	笔试	口试	现场	操作	考核时间/ 考核结果/ 考核者签名	补考时间/ 补考结果/ 补考者签名
应急处理与抢救能力	熟悉血液透析过程中常见并发症的护理应急预案	1. 知晓并简单应用血液透析管道滑脱的处理流程					/ /	/ /
		2. 知晓并简单应用血液透析患者发生空气栓塞的处理流程					/ /	/ /
		3. 知晓并简单应用内瘘穿刺出血、皮下血肿的处理流程					/ /	/ /
		4. 知晓并简单应用血液透析低血压的处理流程					/ /	/ /
		5. 知晓并简单应用血液透析高血压的处理流程					/ /	/ /
		6. 知晓并简单应用透析器凝血的处理流程					/ /	/ /
		7. 知晓并简单应用透析器破膜的处理流程					/ /	/ /
		8. 知晓并简单应用血液透析过程中肌肉痉挛的处理流程					/ /	/ /
		9. 知晓并简单应用血液透析过程中恶心、呕吐、头痛的处理流程					/ /	/ /

续表

核心能力	培训内容		考核方法				评价结果	
	知识目标	技能目标	笔试	口试	现场	操作	考核时间/ 考核结果/ 考核者签名	补考时间/ 补考结果/ 考核者签名
应急处理与抢救能力		10. 知晓并简单应用透析器首用综合征的处理流程					/ /	/ /
		11. 知晓并简单应用失衡综合征的处理流程					/ /	/ /
		12. 知晓并简单应用血液透析溶血的处理流程					/ /	/ /
		13. 知晓并简单应用透析用水的化学污染、细菌污染的处理流程					/ /	/ /
教育与培训能力	掌握健康宣教方法和流程	知晓并应用健康宣教的方法和流程					/ /	/ /
	熟悉血液透析治疗及常见并发症的健康教育内容	1. 知晓血液透析患者健康宣教的内容,并简单应用					/ /	/ /
		2. 知晓血液透析并发症健康宣教的内容,并简单应用					/ /	/ /
		3. 知晓内瘘血管保护健康宣教的内容,并简单应用					/ /	/ /
		4. 知晓中心静脉导管健康宣教的内容,并简单应用					/ /	/ /
		5. 知晓甲状旁腺手术健康宣教的内容,并简单应用					/ /	/ /

续表

核心能力	培训内容		考核方法				评价结果	
	知识目标	技能目标	笔试	口试	现场	操作	考核时间/考核结果/考核者签名	补考时间/补考结果/补考者签名
教育与培训能力		6. 患者及其家属知晓有关健康教育内容,准确率>80%					/ /	/ /
综合管理能力	熟悉血液净化中心管理制度和要求	1. 知晓各项护理质量管理的指标、标准并落实					/ /	/ /
		2. 负责的设备(药品)完好、整洁、无过期失效					/ /	/ /
		3. 专科护理质量标准达标					/ /	/ /
		4. 护理文件书写质量达标					/ /	/ /
		5. 患者(家属)对护理工作满意度>90%					/ /	/ /
	熟悉职业安全防护相关知识	1. 按要求做好自我防护工作					/ /	/ /
		2. 熟悉标准预防概念					/ /	/ /
		3. 锐器伤的防护					/ /	/ /

注:①考核分为理论考核、技能考核;理论考核:优>90分,良85~90分,合格80~84分,不合格<80分;技能考核:优>95分,合格90~95分,不合格<90分。②首次考核不合格者,需再次培训并进行补考

二、血液净化中心 N2 级护士专业核心能力模块

（一）核心能力综合模块

核心能力	N2级（胜任级：工作3～8年）
专业基础	1. 掌握 N2 级岗位职责、工作标准、任职条件及岗位技术能力要求 2. 熟练掌握各岗位职责、护理工作流程，明确工作标准 3. 熟练掌握护理工作制度，如分级护理制度、查对制度、危重患者抢救制度、值班与交接班制度、护理文件书写等核心制度 4. 熟练应用各种护理安全、风险评估量表，正确实施护理安全防范措施，保证患者安全 5. 能够运用护理程序对患者进行评估，及时发现病情变化，实施有效的护理措施 6. 熟练掌握血液净化中心护理常规及常见症状护理常规 7. 掌握危重症患者连续性血液净化治疗概念、模式选择、处理原则 8. 熟悉血液净化各类危重症、疑难疾病的发病机制、临床表现、治疗原则，如多脏器衰竭、重症肌无力等，以及机器设备、耗材、用物的准备 9. 熟悉危重症 CRRT 治疗的管理要求，如设备、耗材、血管通路、各种液体等 10. 掌握血液净化常用药物的不良反应及注意事项，如各种抗凝药的使用方法 11. 熟悉常见血液净化常见实验室化验的检查结果正常值及临床意义 12. 了解本专科护理新技术、新业务 13. 能在上级护士指导下撰写护理论文
专业技能	1. 熟练掌握临床各项基本护理操作，如各种注射法、静脉输液、吸氧、吸痰、生命体征测定等 2. 熟练掌握设备使用过程中血液标本采集，并能处理标本采集过程中的疑难问题 3. 熟练掌握血液净化常见及中等难度护理操作，如血液透析滤过、血液灌流、无肝素血液透析等 4. 熟练掌握临床常用仪器的使用，如心电监护仪、输液泵、微量泵、血糖仪、简易呼吸气囊使用等

核心能力	N2级(胜任级:工作3~8年)
专业技能	5. 熟练掌握血液净化专科仪器,如血液透析机、血液透析滤过机、各型号连续性血液净化机等,并能识别、分析各种机器使用范畴、安装准备及临床意义 6. 掌握特殊情况下血管通路的使用技巧 7. 能正确执行血液净化特殊护理操作,如连续性血浆滤过吸附(CPFA)、双重血浆滤过(DFPP)、特异性吸附(PA)等
应急处理与抢救能力	1. 熟练掌握各类公共卫生突发事件的处理,如停电、停水、泛水、火灾等 2. 熟练掌握血液透析患者出现紧急意外的护理应急预案及流程,如患者突然发生病情变化、内瘘血肿、管道滑脱出血、空气栓塞、透析器凝血等 3. 熟练掌握抢救车内药品和物品的管理及抢救器械的使用 4. 遇透析治疗过程中突然发生病情变化时,在医师到达前能进行预见性判断和必要的急救处理 5. 能有效配合医师对高血压危象、低血压休克、出血、崩血、凝血等血液透析重症患者和特殊状况患者实施抢救 6. 熟练掌握血液透析患者突发心搏和呼吸骤停抢救技术,能独立配合医师进行急救 7. 遇投诉或纠纷时,能根据指引做出妥善处理
教育与培训能力	1. 熟练运用护理程序方法对血液净化治疗患者进行健康宣教 2. 在科内进行专科业务知识小讲座 3. 初步了解带教方法,承担一定带教任务,如负责大、中专院校护生的临床带教工作
综合管理能力	1. 参与科室管理,如物品、药品、患者及其家属、护士等,保证治疗区域安静、物品放置有序,急救物品处于备用状态 2. 能遵守和执行《患者安全目标》的管理要求,确保患者安全 3. 熟悉中心质量控制标准及指标,对护理工作中存在的问题提出合理化建议,体现持续改进 4. 能够带领下一级护士共同完善临床护理工作

（二）核心能力培训模块

核心能力	培训内容	培训方式/培训时间/培训者			
		第一次	第二次	第三次	第四次
专业基础	N2 级护士资质、岗位职责、工作标准及岗位技术能力要求	/ /	/ /	/ /	/ /
	各班次岗位职责	/ /	/ /	/ /	/ /
	护理核心制度,如交接班制度、护理文件书写制度、危重患者抢救制度、查对制度等	/ /	/ /	/ /	/ /
	不良事件上报、特别治疗识别制度	/ /	/ /	/ /	/ /
	重点环节及高危因素安全管理制度	/ /	/ /	/ /	/ /
	感染管理制度、消毒隔离制度、传染病患者隔离制度	/ /	/ /	/ /	/ /
	血液透析治疗、交接班等常见护理流程	/ /	/ /	/ /	/ /
	跌倒、坠床、疼痛、内瘘功能、透析器凝血评估量表	/ /	/ /	/ /	/ /
	危重患者风险评估及护理措施	/ /	/ /	/ /	/ /
	血液透析一般护理常规	/ /	/ /	/ /	/ /
	血液透析常见症状护理常规	/ /	/ /	/ /	/ /
	护理程序在工作中的基本应用	/ /	/ /	/ /	/ /
	护理文件书写要求	/ /	/ /	/ /	/ /
	血液净化常用药物的作用及不良反应	/ /	/ /	/ /	/ /

核心能力	培训内容	培训方式/培训时间/培训者			
		第一次	第二次	第三次	第四次
专业基础	血液净化透析常用检查结果分析	/ /	/ /	/ /	/ /
	透析用水的管理要求	/ /	/ /	/ /	/ /
	透析液和透析用水的质量监测制度	/ /	/ /	/ /	/ /
	透析用水的污染相关知识及护理措施	/ /	/ /	/ /	/ /
	血管通路维护相关知识及护理措施	/ /	/ /	/ /	/ /
	透析器破膜、凝血处理原则与护理措施	/ /	/ /	/ /	/ /
	出血倾向患者血液透析治疗抗凝剂使用及观察要点	/ /	/ /	/ /	/ /
	血液灌流治疗处理与护理	/ /	/ /	/ /	/ /
	连续性血液净化相关知识、治疗处理原则	/ /	/ /	/ /	/ /
	多脏器衰竭的血液净化治疗模式选择、准备与处理原则	/ /	/ /	/ /	/ /
	血液净化个性化健康教育计划的制订及实施	/ /	/ /	/ /	/ /
专业技能	各种注射法	/ /	/ /	/ /	/ /
	输血	/ /	/ /	/ /	/ /
	静脉输液	/ /	/ /	/ /	/ /
	吸痰法(经口、经鼻)	/ /	/ /	/ /	/ /
	氧疗	/ /	/ /	/ /	/ /

续表

核心能力	培训内容	培训方式/培训时间/培训者			
		第一次	第二次	第三次	第四次
专业技能	生命体征测定	/ /	/ /	/ /	/ /
	心肺复苏	/ /	/ /	/ /	/ /
	除颤仪的使用	/ /	/ /	/ /	/ /
	简易呼吸气囊使用	/ /	/ /	/ /	/ /
	心电监护技术	/ /	/ /	/ /	/ /
	血糖仪使用	/ /	/ /	/ /	/ /
	输液泵的使用	/ /	/ /	/ /	/ /
	注射泵的使用	/ /	/ /	/ /	/ /
	透析器的结构、类型及膜材料特点	/ /	/ /	/ /	/ /
	单针双腔中心静脉留置导管的使用特点	/ /	/ /	/ /	/ /
	血液透析机器各部件及各型号区别	/ /	/ /	/ /	/ /
	血液透析机器操作原则及各功能使用	/ /	/ /	/ /	/ /
	血液透析机器消毒和保养	/ /	/ /	/ /	/ /
	识别血液透析机器报警装置	/ /	/ /	/ /	/ /
	排除血液透析机器常见故障	/ /	/ /	/ /	/ /
	干体重的计算	/ /	/ /	/ /	/ /
	透析液电导度的设置及运用	/ /	/ /	/ /	/ /
	透析液温度设置及运用	/ /	/ /	/ /	/ /
	血液透析超滤率的设定及运用	/ /	/ /	/ /	/ /

核心能力	培训内容	培训方式/培训时间/培训者			
		第一次	第二次	第三次	第四次
专业技能	血液透析滤过置换液的设定及运用	/ /	/ /	/ /	/ /
	内瘘穿刺操作	/ /	/ /	/ /	/ /
	单针双腔留置导管操作	/ /	/ /	/ /	/ /
	水处理系统的监测操作	/ /	/ /	/ /	/ /
	透析液的成分及配制要求、输送及检测	/ /	/ /	/ /	/ /
	透析液、置换液配方及配制	/ /	/ /	/ /	/ /
	反渗水系统余氯及硬度测定	/ /	/ /	/ /	/ /
	过氧乙酸有效浓度和残余浓度测定	/ /	/ /	/ /	/ /
	血液透析管路预冲	/ /	/ /	/ /	/ /
	血液透析上机操作	/ /	/ /	/ /	/ /
	血液透析下机操作	/ /	/ /	/ /	/ /
	新内瘘首次穿刺	/ /	/ /	/ /	/ /
	移植血管穿刺	/ /	/ /	/ /	/ /
	单针双腔留置导管溶栓技术	/ /	/ /	/ /	/ /
	血液灌流护理操作	/ /	/ /	/ /	/ /
	单膜血浆置换护理操作	/ /	/ /	/ /	/ /
	双重血浆置换护理操作	/ /	/ /	/ /	/ /
	血浆吸附护理操作	/ /	/ /	/ /	/ /
	改良型血浆吸附护理操作	/ /	/ /	/ /	/ /
	连续性血液滤过护理操作	/ /	/ /	/ /	/ /

续表

核心能力	培训内容	培训方式/培训时间/培训者			
		第一次	第二次	第三次	第四次
专业技能	连续性血浆滤过吸附护理操作	／ ／	／ ／	／ ／	／ ／
	无肝素或特殊抗凝剂血液透析技术	／ ／	／ ／	／ ／	／ ／
	各种抗凝剂的配制及注意事项	／ ／	／ ／	／ ／	／ ／
应急处理与抢救能力	公共突发事件(停电、停水、泛水、火灾)的应急预案及程序				
	血液透析患者发生过敏性休克的急救流程				
	血液透析管道滑脱的急救流程	／ ／	／ ／	／ ／	／ ／
	血液透析患者发生空气栓塞的应急预案				
	内瘘穿刺出血、皮下血肿的应急预案				
	血液透析低血压的应急预案	／ ／	／ ／	／ ／	／ ／
	血液透析高血压的应急预案	／ ／	／ ／	／ ／	／ ／
	透析器凝血的应急预案	／ ／	／ ／	／ ／	／ ／
	透析器破膜的应急预案	／ ／	／ ／	／ ／	／ ／
	血液透析过程中肌肉痉挛的处理流程				
	血液透析过程中恶心、呕吐、头痛的处理流程				
	透析器首用综合征的处理流程	／ ／	／ ／	／ ／	／ ／
	失衡综合征的处理流程	／ ／	／ ／	／ ／	／ ／
	血液透析溶血的紧急处理流程	／ ／	／ ／	／ ／	／ ／

续表

核心能力	培训内容	培训方式/培训时间/培训者			
		第一次	第二次	第三次	第四次
应急处理与抢救能力	血液透析机器故障紧急处理流程	/ /	/ /	/ /	/ /
	透析用水的化学污染、细菌污染的紧急处理流程	/ /	/ /	/ /	/ /
	水处理设备运行突发事件的处理预案	/ /	/ /	/ /	/ /
	职业暴露后的处理流程	/ /	/ /	/ /	/ /
	血液透析患者血液污染处理措施	/ /	/ /	/ /	/ /
	医院感染暴发报告及处理程序	/ /	/ /	/ /	/ /
	抢救车管理和抢救器械的放置	/ /	/ /	/ /	/ /
	护理不良事件上报制度及流程	/ /	/ /	/ /	/ /
	突发事件及医疗纠纷应对方法	/ /	/ /	/ /	/ /
教育与培训能力	健康宣教基本理论、方法、流程	/ /	/ /	/ /	/ /
	住院及门诊患者血液透析健康教育	/ /	/ /	/ /	/ /
	住院及门诊患者肾替代治疗居家生活指导	/ /	/ /	/ /	/ /
	内瘘血管成形术后健康教育	/ /	/ /	/ /	/ /
	甲状旁腺切除术后健康教育	/ /	/ /	/ /	/ /
	科内小讲座	/ /	/ /	/ /	/ /
	问题式学习(PBL)教学法在临床教学中的应用	/ /	/ /	/ /	/ /
	小组教学法在临床教学中的应用	/ /	/ /	/ /	/ /
	PPT制作课件的方法及技巧	/ /	/ /	/ /	/ /
	护理论文撰写	/ /	/ /	/ /	/ /
	专科护理科研设计	/ /	/ /	/ /	/ /

续表

核心能力	培训内容	培训方式/培训时间/培训者			
		第一次	第二次	第三次	第四次
综合管理能力	血液净化中心规范化管理基本要求	/ /	/ /	/ /	/ /
	血液透析中心质量管理标准	/ /	/ /	/ /	/ /
	药品、物品、耗材管理质量标准	/ /	/ /	/ /	/ /
	护理安全管理标准	/ /	/ /	/ /	/ /
	护理人员要素管理	/ /	/ /	/ /	/ /
	护理文件质量标准	/ /	/ /	/ /	/ /
	血液透析水处理设备的感染控制管理	/ /	/ /	/ /	/ /
	血液净化中心的消毒隔离管理	/ /	/ /	/ /	/ /
	标准预防概念及相关知识	/ /	/ /	/ /	/ /
	职业安全防护标准	/ /	/ /	/ /	/ /
	锐器伤的防护及处理流程	/ /	/ /	/ /	/ /
	六步洗手法及洗手的指征	/ /	/ /	/ /	/ /
	医疗废弃物管理	/ /	/ /	/ /	/ /

注：①培训方式有授课、示范、实践、自学，填表时请用数字表示；②培训内容简单的项目，可 1 次完成培训，考核合格后通过，如不合格需继续培训；③培训涉及内容较多的项目，需分次培训，完成后经考核合格后通过，如不合格需继续培训

（三）核心能力考核模块

核心能力	培训内容		考核方法				评价结果	
	知识目标	技能目标	笔试	口试	现场	操作	考核时间/考核结果/考核者签名	补考时间/补考结果/考核者签名
专业基础	熟悉各班工作职责、流程、核心制度及安全管理制度	1. 知晓并履行各班工作职责					/ /	/ /
		2. 知晓并履行护理流程					/ /	/ /
		3. 知晓并履行护理核心制度					/ /	/ /
	掌握血液透析治疗常见并发症的概念、临床表现及护理常规	1. 能独立完成血液透析常见并发症的常规护理（急性左心衰竭、抽搐、瘙痒、失衡综合征等）					/ /	/ /
		2. 知晓常见并发症的病因及临床表现					/ /	/ /
	掌握连续性血液净化系列技术，熟练运用护理程序对危重症患者评估、分析、处理	1. 能独立收集危重症患者评估资料（症状、体征、辅助检查）					/ /	/ /
		2. 护理问题评估全面					/ /	/ /
		3. 能正确执行透析医嘱，护理措施落实有反馈					/ /	/ /
	熟悉连续性血液净化系列治疗透析液、置换液等液体配制要求，实行液体三级管理	1. 知晓透析液、置换液配方法					/ /	/ /
		2. 能根据病情变化及血液检测结果调整配方相关含量					/ /	/ /
		3. 能实行血液净化液体的三级管理，液体管理精确到位					/ /	/ /

续表

核心能力	培训内容		考核方法				评价结果	
	知识目标	技能目标	笔试	口试	现场	操作	考核时间/考核结果/考核者签名	补考时间/补考结果/补考者签名
专业基础	熟悉危重症患者临床表现与监护措施	1. 能独立对危重症患者进行各种监护					/ /	/ /
		2. 能独立运用护理程序对高危状况进行分析并正确汇报处理［抗凝剂使用不足、生命体征不稳定、弥散性血管内凝血（DIC）等］					/ /	/ /
	熟悉危重患者CRRT护理记录书写要求	1. 能独立完成危重患者的血液净化治疗风险评估					/ /	/ /
		2. 独立书写护理记录单					/ /	/ /
	掌握血液净化常见化验及检查的临床意义	1. 能独立分析常见实验室化验、检查结果的正常值及临床意义，并制订相应的护理措施					/ /	/ /
		2. 血常规、电解质、凝血三项					/ /	/ /
		3. 肝肾功能、人全段甲状旁腺素（iPTH）					/ /	/ /
		4. 心脏、血管超声检查等					/ /	/ /

续表

核心能力	培训内容		考核方法				评价结果	
	知识目标	技能目标	笔试	口试	现场	操作	考核时间/考核结果/考核者签名	补考时间/补考结果/补考者签名
专业基础	掌握水处理系统的工作原理及维护措施	1. 掌握水处理系统的构造及各部件功能					/ /	/ /
		2. 掌握水处理系统各部件压力数据					/ /	/ /
		3. 知晓和识别水处理系统失效后可能出现的临床表现					/ /	/ /
		4. 能正确维护、监测水处理系统					/ /	/ /
	熟练掌握血液透析患者的身心健康的评估方法	1. 掌握自理能力评估量表使用					/ /	/ /
		2. 能制订适合患者个体的健康教育计划					/ /	/ /
		3. 能对维持性透析患者抑郁症、狂躁症进行预防和护理					/ /	/ /
专业技能	掌握临床常见基础护理操作,如氧疗、吸痰、各种注射法、静脉输液、输血、生命体征测定等,并熟悉其操作目的与注意事项	能熟练操作氧疗、吸痰、各种注射法、静脉输液、输血、生命体征测定等临床常见基础护理操作					/ /	/ /

续表

核心能力	培训内容		考核方法				评价结果	
	知识目标	技能目标	笔试	口试	现场	操作	考核时间/考核结果/考核者签名	补考时间/补考结果/补考者签名
专业技能	掌握临床常用仪器的使用	能熟练操作心电监护仪、血糖仪、输液泵、注射泵、除颤仪,有效设置合理报警参数					/ /	/ /
	掌握血液净化有一定难度的临床护理操作技术	1. 新、疑难、高位内瘘穿刺					/ /	/ /
		2. 单针双腔留置导管溶栓技术					/ /	/ /
		3. 无肝素血液透析技术					/ /	/ /
		4. 透析器抗过敏包裹技术					/ /	/ /
		5. 血浆治疗技术					/ /	/ /
		6. 连续性血液滤过技术					/ /	/ /
	掌握各类标本采集与存放方法	1. 能正确采集、安全存放各类标本					/ /	/ /
		2. 能处理标本采集过程中的疑难问题					/ /	/ /
	熟悉常用设备的使用方法、报警的常见原因及临床意义:各型号连续性血液净化机、水处理机、集中供液机等	1. 能正确准备和使用各种常用仪器					/ /	/ /
		2. 能根据透析医嘱设定治疗参数和报警值					/ /	/ /
		3. 能识别、判断和排除各种仪器常见故障					/ /	/ /
		4. 能根据检验指标,分析其临床意义并进行正确调整					/ /	/ /

续表

核心能力	培训内容		考核方法				评价结果	
	知识目标	技能目标	笔试	口试	现场	操作	考核时间/考核结果/考核者签名	补考时间/补考结果/补考者签名
专业技能	掌握血管通路维持技巧	1. 正确评估血管通路有效性及并发症					/ /	/ /
		2. 熟练进行内瘘血管穿刺					/ /	/ /
		3. 能熟练进行单针双腔导管护理维护并采用抗感染措施					/ /	/ /
应急处理与抢救能力	掌握抢救车等抢救物品的摆放	能在30s内拿取到除颤仪及抢救车内药物					/ /	/ /
	熟练掌握基本急救技术要点,如心肺复苏术(CPR)、吸痰、除颤、心电监护等	能独立完成1～2项技术,能配合医师进行3～5项急救技术					/ /	/ /
	掌握血液净化中心急救制度、急救流程,熟练掌握基本急救技术要点	对患者紧急状况能迅速做出反应,能按流程做好应急措施,并能熟练配合医师进行抢救					/ /	/ /
	掌握输血、输液反应的处理流程	能对输血、输液反应及并发症进行正确的处理					/ /	/ /

续表

核心能力	培训内容		考核方法				评价结果	
	知识目标	技能目标	笔试	口试	现场	操作	考核时间/ 考核结果/ 考核者签名	补考时间/ 补考结果/ 考核者签名
应急处理与抢救能力	掌握各应急预案、医疗纠纷投诉处理指引及基本应对措施	1. 熟练处理公共特发事件(停电、停水、火灾等)					/ /	/ /
		2. 遇透析患者发生紧急意外(自杀、在外跌倒、失窃、投诉、病情突然变化等)时,能启动应急预案进行妥善处理,汇报并能寻求有效的帮助途径					/ /	/ /
教育与培训能力	掌握健康教育的方法和流程	知晓并应用健康教育的方法与流程					/ /	/ /
	掌握临床实习护生、进修生的带教目标、要求及PBL教学法等	1. 制订临床实习带教计划					/ /	/ /
		2. 能应用PBL教学法					/ /	/ /
		3. 完成实习生教学小讲座					/ /	/ /
		4. 实习生反应良好					/ /	/ /
	掌握PPT制作课件的方法	1. 能独立制作PPT					/ /	/ /
		2. 能独立进行小讲课					/ /	/ /
	掌握基本信息获取途径与技巧,学习论文写作方法	1. 能独立进行文件检索					/ /	/ /
		2. 撰写学术论文1篇或2篇					/ /	/ /

核心能力	培训内容		考核方法				评价结果	
	知识目标	技能目标	笔试	口试	现场	操作	考核时间/考核结果/考核者签名	补考时间/补考结果/补考者签名
综合管理能力	掌握血液净化中心的护理管理制度	1. 熟悉各项护理质量管理的指标、标准并落实					/ /	/ /
		2. 负责的设备、药品或抢救物品的管理规范有效,处于完备状态					/ /	/ /
		3. 参与患者及其家属的管理,患者对护理工作满意度>90%					/ /	/ /
		4. 能对护理质量存在的问题提出合理化建议					/ /	/ /

注:①考核结果分为理论考核、技能考核;理论考核:优>90分,良85~90分,合格80~84分,不合格<80分;技能考核:优>95分,合格90~95分,不合格<90分。②首次考核不合格者,需再次培训并进行补考

三、血液净化中心 N3 级护士专业核心能力模块

(一)核心能力综合模块

核心能力	N3 级(骨干级:工作 9~10 年)
专业基础	1. 掌握 N3 级岗位职责、工作标准、任职条件及岗位技术能力要求 2. 掌握各岗位职责、各项工作制度,护理工作流程 3. 能够熟练应用各种安全、风险评估量表,掌握各项安全防范措施,保证患者安全

续表

核心能力	N3 级(骨干级:工作 9～10 年)
专业基础	4. 能指导下级护士对实施血液净化各治疗模式的患者进行评估,实施有效的护理措施,及时评价护理效果,提出改进措施 5. 熟练掌握血液净化护理常规、症状护理常规、特殊血液净化护理常规等 6. 掌握危重症疾病的发病机制、临床表现、急救处理,血液净化模式,如急性左侧心力衰竭、DIC 等 7. 熟悉血液净化医疗、护理、技术并发症的发病机制、临床表现、病情观察与常规护理(如容量负荷过多、肝素抗凝不到位、内瘘穿刺血肿、透析器破膜、空气栓塞等) 8. 熟练掌握疑难护理病例讨论制度、护理会诊制度等护理管理制度,组织并参与护理疑难病例讨论、护理查房及护理会诊 9. 能独立分析血液净化专科实验室化验、检查结果的临床意义 10. 熟悉本科室新技术、新业务,参与新技术、新业务引进工作 11. 具备一定外语能力,能够借助工具阅读外文专业论文 12. 具备一定科研能力,参与或主持护理科研,能撰写护理经验型论文
专业技能	1. 熟练掌握各项护理操作、常用仪器设备的使用及常见标本采集 2. 熟练掌握完成本专科特殊标本的采集 3. 熟练掌握血液净化专科护理操作,如血液透析管路预冲、内瘘穿刺、上机和下机操作等 4. 熟练掌握常规和特殊专科仪器的使用,如血液透析机、血液透析滤过机、各型号 CRRT 机,血管多普勒超声机等,能根据患者病情的变化及治疗需要调节仪器的报警参数,并熟练处理仪器的报警 5. 能够指导下级护士完成血液净化中心急、危重症患者的治疗、护理,并正确书写护理记录 6. 能够运用循证护理采取最佳护理决策,实施最佳护理措施 7. 掌握水处理系统水质监测及管理工作

续表

核心能力	N3 级(骨干级:工作 9~10 年)
应急处理与抢救能力	1. 熟练掌握各类公共卫生突发事件的处理,如停电、停水、泛水、火灾等 2. 熟练掌握常见患者出现紧急意外的护理应急预案及流程,如患者突然发生猝死、病情变化等,并指导下级护士按流程做出应对 3. 熟练掌握专科急救技术,如破膜后透析器的更换、空气栓塞的紧急处理等 4. 有效配合医师对心搏骤停、窒息、呼吸衰竭、弥散性血管内凝血(DIC)、急性呼吸窘迫综合征(ARDS)、重症感染、多脏器衰竭等重症患者实施抢救 5. 能组织、指导、协调下级护士分工协作,有序、迅速配合医师实施各种抢救 6. 遇投诉或纠纷时,能正确做出妥善处理
教育与培训能力	1. 运用护理程序,掌握多种形式的健康教育知识,对血液透析患者进行有效的健康宣教 2. 进行中心(院内)业务知识讲座、读书报告会 3. 主持中心(院内)护理查房、护理疑难病例讨论 4. 承担年轻护士的培训,包括理论、操作和专科技能,负责制订培训计划、组织实施、组织考核 5. 参与教学管理,制订科室教学计划,并负责教学质量评价,检查教学计划落实情况 6. 承担进修生、在校护生等的临床教学及专科理论授课
综合管理能力	1. 参与科室管理,保证中心安静、物品放置有序、急救物品处于备用状态 2. 参与护理安全管理,遵守和执行《患者安全目标》的管理要求,对中心发生的护理不良事件进行分析,并提出防范措施确保患者安全 3. 参与护理质量管理,对护理质量检查存在的问题进行分析,提出整改意见 4. 协助护士长进行科室感染监控,对监测结果进行分析、评价,提出改进意见

（二）核心能力培训模块

核心能力	培训内容	培训方式/培训时间/培训者			
		第一次	第二次	第三次	第四次
专业基础	N3 级岗位职责、工作标准、任职条件及岗位技术能力要求	/ /	/ /	/ /	/ /
	各班次岗位职责、护理制度、护理流程	/ /	/ /	/ /	/ /
	血液净化各种评估量表的应用	/ /	/ /	/ /	/ /
	血液透析一般护理常规	/ /	/ /	/ /	/ /
	血液透析常见症状护理常规	/ /	/ /	/ /	/ /
	护理程序的临床运用	/ /	/ /	/ /	/ /
	血液透析护理记录书写要求	/ /	/ /	/ /	/ /
	重点环节及高危因素安全管理	/ /	/ /	/ /	/ /
	透析液和透析用水的质量监测	/ /	/ /	/ /	/ /
	透析用水的污染相关知识及护理措施	/ /	/ /	/ /	/ /
	水处理系统质量管理要求	/ /	/ /	/ /	/ /
	血液净化常规检查结果分析	/ /	/ /	/ /	/ /
	连续性血液净化相关知识、处理原则	/ /	/ /	/ /	/ /
	血浆治疗治疗模式、处理原则与护理	/ /	/ /	/ /	/ /
	急性左侧心力衰竭处理原则与护理措施	/ /	/ /	/ /	/ /
	电解质紊乱处理原则及护理措施	/ /	/ /	/ /	/ /
	多脏器衰竭血液净化的相关知识、治疗模式及护理	/ /	/ /	/ /	/ /

续表

核心能力	培训内容	培训方式/培训时间/培训者			
		第一次	第二次	第三次	第四次
专业基础	透析器首用综合征的处理原则及护理	/ /	/ /	/ /	/ /
	失衡综合征的处理原则与护理	/ /	/ /	/ /	/ /
	透析器破膜、凝血处理预案与护理措施	/ /	/ /	/ /	/ /
	出血倾向患者血液透析血液透析治疗抗凝剂使用及观察要点	/ /	/ /	/ /	/ /
	血管通路维护相关知识及护理	/ /	/ /	/ /	/ /
	血液透析患者个性化健康教育计划的制订及实施	/ /	/ /	/ /	/ /
	论文的撰写方法	/ /	/ /	/ /	/ /
	医学英语	/ /	/ /	/ /	/ /
	循证护理在临床应用	/ /	/ /	/ /	/ /
专业技能	各种注射法	/ /	/ /	/ /	/ /
	输血	/ /	/ /	/ /	/ /
	静脉输液	/ /	/ /	/ /	/ /
	吸痰法(经口、经鼻)	/ /	/ /	/ /	/ /
	氧疗	/ /	/ /	/ /	/ /
	生命体征测定	/ /	/ /	/ /	/ /
	心肺复苏	/ /	/ /	/ /	/ /
	除颤仪的使用	/ /	/ /	/ /	/ /
	简易呼吸气囊使用	/ /	/ /	/ /	/ /
	心电监护技术	/ /	/ /	/ /	/ /

续表

核心能力	培训内容	培训方式/培训时间/培训者			
		第一次	第二次	第三次	第四次
专业技能	血糖仪使用	/ /	/ /	/ /	/ /
	输液泵的使用	/ /	/ /	/ /	/ /
	注射泵的使用	/ /	/ /	/ /	/ /
	透析器的结构、类型及膜材料特点	/ /	/ /	/ /	/ /
	单针双腔中心静脉留置导管的使用特点	/ /	/ /	/ /	/ /
	血液透析机器各部件及各型号区别	/ /	/ /	/ /	/ /
	血液透析机器操作原则及各功能使用	/ /	/ /	/ /	/ /
	血液透析机器消毒和保养	/ /	/ /	/ /	/ /
	识别血液透析机器报警装置	/ /	/ /	/ /	/ /
	排除血液透析机器常见故障	/ /	/ /	/ /	/ /
	干体重的计算	/ /	/ /	/ /	/ /
	透析液电导度的设置及运用	/ /	/ /	/ /	/ /
	透析液温度设置及运用	/ /	/ /	/ /	/ /
	血液透析超滤率的设定及运用	/ /	/ /	/ /	/ /
	血液透析滤过置换液的设定及运用	/ /	/ /	/ /	/ /
	内瘘穿刺操作	/ /	/ /	/ /	/ /
	心电监护技术	/ /	/ /	/ /	/ /
	单针双腔留置导管操作	/ /	/ /	/ /	/ /

核心能力	培训内容	培训方式/培训时间/培训者			
		第一次	第二次	第三次	第四次
专业技能	水处理系统的监测操作	/ /	/ /	/ /	/ /
	透析液的成分及配制要求、输送及检测	/ /	/ /	/ /	/ /
	透析液、置换液配方及配制	/ /	/ /	/ /	/ /
	反渗水系统余氯及硬度测定	/ /	/ /	/ /	/ /
	过氧乙酸有效浓度和残余浓度测定	/ /	/ /	/ /	/ /
	血液透析管路预冲	/ /	/ /	/ /	/ /
	血液透析上机操作	/ /	/ /	/ /	/ /
	血液透析下机操作	/ /	/ /	/ /	/ /
	新内瘘首次穿刺	/ /	/ /	/ /	/ /
	移植血管穿刺	/ /	/ /	/ /	/ /
	单针双腔留置导管溶栓技术	/ /	/ /	/ /	/ /
	血液灌流护理操作	/ /	/ /	/ /	/ /
	单膜血浆置换护理操作	/ /	/ /	/ /	/ /
	双重血浆置换护理操作	/ /	/ /	/ /	/ /
	血浆吸附护理操作	/ /	/ /	/ /	/ /
	改良型血浆吸附护理操作	/ /	/ /	/ /	/ /
	连续性血液滤过护理操作	/ /	/ /	/ /	/ /
	连续性血浆滤过吸附护理操作	/ /	/ /	/ /	/ /
	无肝素或特殊抗凝剂血液透析技术	/ /	/ /	/ /	/ /
	各种抗凝剂的配制及注意事项	/ /	/ /	/ /	/ /

续表

核心能力	培训内容	培训方式/培训时间/培训者			
		第一次	第二次	第三次	第四次
专业技能	PDCA[计划(Plan)、实施(Do)、检查(Check)、处理(Action)]循环法的应用	/ /	/ /	/ /	/ /
	血液净化护理进展	/ /	/ /	/ /	/ /
	文献检索方法	/ /	/ /	/ /	/ /
应急处理与抢救能力	突发公共事件的应急预案	/ /	/ /	/ /	/ /
	血液透析过程中患者突然发生猝死应急预案	/ /	/ /	/ /	/ /
	血液透析过程中患者发生病情变化应急预案	/ /	/ /	/ /	/ /
	血液透析过程中患者自杀应急预案	/ /	/ /	/ /	/ /
	空气栓塞的应急预案	/ /	/ /	/ /	/ /
	内瘘穿刺出血、皮下血肿的应急预案	/ /	/ /	/ /	/ /
	过敏性休克应急预案	/ /	/ /	/ /	/ /
	透析器凝血、破膜应急预案	/ /	/ /	/ /	/ /
	血液透析过程中管道滑脱应急预案	/ /	/ /	/ /	/ /
	抢救车内药物药品、物品种类	/ /	/ /	/ /	/ /
	血液透析过程中发生溶血的应急预案	/ /	/ /	/ /	/ /
	血液透析机器故障处理应急预案	/ /	/ /	/ /	/ /

核心能力	培训内容	培训方式/培训时间/培训者			
		第一次	第二次	第三次	第四次
应急处理与抢救能力	水处理设备运行管理及突发事件应急预案	/ /	/ /	/ /	/ /
	患者心搏骤停急救配合	/ /	/ /	/ /	/ /
	失衡综合征紧急处理流程	/ /	/ /	/ /	/ /
	紧急情况下的人力资源调配	/ /	/ /	/ /	/ /
	发生医患纠纷时的应对方法	/ /	/ /	/ /	/ /
教育与培训能力	健康教育的基本理论、方法与流程	/ /	/ /	/ /	/ /
	住院及门诊患者血液透析健康教育	/ /	/ /	/ /	/ /
	住院及门诊患者肾替代治疗居家生活指导	/ /	/ /	/ /	/ /
	对特殊患者的健康教育及沟通技巧	/ /	/ /	/ /	/ /
	内瘘血管成形术后健康教育	/ /	/ /	/ /	/ /
	甲状旁腺切除术后健康教育	/ /	/ /	/ /	/ /
	科内小讲座	/ /	/ /	/ /	/ /
	PBL 教学法	/ /	/ /	/ /	/ /
	案例教学法	/ /	/ /	/ /	/ /
	PPT 制作课件的方法	/ /	/ /	/ /	/ /
综合管理能力	血液净化中心规范化管理基本要求	/ /	/ /	/ /	/ /
	血液透析中心质量管理标准	/ /	/ /	/ /	/ /
	药品、物品、耗材管理质量标准	/ /	/ /	/ /	/ /

续表

核心能力	培训内容	培训方式/培训时间/培训者			
		第一次	第二次	第三次	第四次
综合管理能力	护理安全管理标准	/ /	/ /	/ /	/ /
	护理人员要素管理	/ /	/ /	/ /	/ /
	护理文件质量标准	/ /	/ /	/ /	/ /
	护理不良事件管理	/ /	/ /	/ /	/ /
	专科护理质量评价标准	/ /	/ /	/ /	/ /
	血液透析水处理设备感染控制管理	/ /	/ /	/ /	/ /
	血液净化中心的消毒隔离管理	/ /	/ /	/ /	/ /
	标准预防概念及相关知识	/ /	/ /	/ /	/ /
	职业安全防护标准	/ /	/ /	/ /	/ /
	医疗废弃物管理	/ /	/ /	/ /	/ /
	人际沟通技巧	/ /	/ /	/ /	/ /
	绩效管理	/ /	/ /	/ /	/ /
	质量控制工具的应用技巧	/ /	/ /	/ /	/ /
	PDCA 循环法应用于护理质量控制	/ /	/ /	/ /	/ /

注:①培训方式有授课、示范、实践、自学,填表时请用数字表示;②培训内容简单的项目,可1次完成培训,考核合格后通过,如不合格需继续培训;③培训涉及内容较多的项目,需分次培训,完成后经考核合格后通过,如不合格需继续培训

（三）核心能力考核模块

核心能力	培训内容		考核方法				评价结果	
	知识目标	技能目标	笔试	口试	现场	操作	考核时间/考核结果/考核者签名	补考时间/补考结果/考核者签名
专业基础	掌握各班工作职责、流程、核心制度及安全管理制度	1. 知晓并履行 N3 岗位职责					／ ／	／ ／
		2. 掌握并参与完善专科质量标准及工作流程					／ ／	／ ／
		3. 履行并参与修定各项工作制度					／ ／	／ ／
		4. 知晓并修订一般护理流程					／ ／	／ ／
	熟悉血液透析治疗并发症的概念、临床表现及护理常规	独立完成血液透析并发症的常规护理（急性左侧心力衰竭、抽搐、瘙痒、失衡综合征等）					／ ／	／ ／
	掌握连续性血液净化系列技术，熟练运用护理程序对危重症患者评估、分析、处理	1. 能独立收集危重症患者评估资料（症状、体征、辅助检查）					／ ／	／ ／
		2. 护理问题评估全面						
		3. 能正确执行透析医嘱，护理措施落实有反馈					／ ／	／ ／
	熟悉连续性血液净化系列治疗透析液、置换液等液体配制要求，实行液体三级管理	1. 知晓透析液、置换液配制方法					／ ／	／ ／
		2. 能根据病情变化及血液检测结果调整配方相关含量					／ ／	／ ／
		3. 能实行血液净化液体的三级管理，液体管理精确到位					／ ／	／ ／

续表

核心能力	培训内容		考核方法				评价结果	
	知识目标	技能目标	笔试	口试	现场	操作	考核时间/考核结果/考核者签名	补考时间/补考结果/考核者签名
专业基础	熟悉危重症患者临床表现与监护措施	1. 能独立对危重症患者进行各种监护					/ /	/ /
		2. 能独立运用护理程序对高危状况进行分析并正确汇报处理(抗凝剂使用不足、生命体征不稳定、DIC 等)					/ /	/ /
	熟悉新技术、新业务	1. 知晓血管通路的护理进展并运用于临床					/ /	/ /
		2. 知晓血液净化治疗的新进展,对适应证有所了解并运用于临床					/ /	/ /
		3. 知晓继发性甲状旁腺亢进围术期管理的新进展并运用于临床					/ /	/ /
		4. 知晓危重症高端血液净化技术与膜肺结合的新技术并运用于临床					/ /	/ /
	具备一定的科研能力和外语能力	1. 能撰写护理经验性论文,每年1篇					/ /	/ /
		2. 简单进行文献检索					/ /	/ /
		3. 能借助有关工具阅读中外文专业文献					/ /	/ /
		4. 参与科研					/ /	/ /

核心能力	培训内容		考核方法				评价结果	
	知识目标	技能目标	笔试	口试	现场	操作	考核时间/考核结果/考核者签名	补考时间/补考结果/考核者签名
专业技能	掌握临床常见基础护理操作,如氧疗、吸痰、各种注射法、静脉输液、输血、生命体征测定等,并熟悉其操作目的与注意事项	能熟练操作氧疗、吸痰、各种注射法、静脉输液、输血、生命体征测定等临床常见基础护理操作					/ /	/ /
	掌握临床常用仪器的使用	能熟练操作心电监护仪、血糖仪、输液泵、注射泵、除颤仪,有效设置合理报警参数					/ /	/ /
	掌握血液净化有一定难度的临床护理操作技术	1. 新、疑难、高位内瘘穿刺					/ /	/ /
		2. 单针双腔留置导管溶栓技术					/ /	/ /
		3. 无肝素血液透析技术					/ /	/ /
		4. 透析器抗过敏包裹技术					/ /	/ /
		5. 血浆治疗技术					/ /	/ /
		6. 连续性血液滤过技术					/ /	/ /

续表

核心能力	培训内容		考核方法				评价结果	
	知识目标	技能目标	笔试	口试	现场	操作	考核时间/考核结果/考核者签名	补考时间/补考结果/补考者签名
专业技能	掌握各类标本采集与存放方法	1. 能正确采集、安全存放各类标本					/ /	/ /
		2. 能处理标本采集过程中的疑难问题					/ /	/ /
	熟悉常用设备的使用方法、报警的常见原因及临床意义:各型号连续性血液净化机、水处理机、集中供液机等	1. 能正确准备和使用各种常用仪器					/ /	
		2. 能根据透析医嘱设定治疗参数和报警值					/ /	
		3. 能识别、判断和排除各种仪器常见故障					/ /	/ /
		4. 能根据检验指标,分析临床意义并进行正确调整					/ /	/ /
	掌握血管通路维持技巧	1. 正确评估血管通路有效性及并发症					/ /	/ /
		2. 熟练进行内瘘血管穿刺					/ /	/ /
		3. 能熟练进行单针双腔导管护理维护并采用抗感染措施					/ /	/ /
	熟悉循证护理的概念、方法	知晓循证护理的概念、方法并能简单运用					/ /	/ /

核心能力	培训内容		考核方法				评价结果	
	知识目标	技能目标	笔试	口试	现场	操作	考核时间/ 考核结果/ 考核者签名	补考时间/ 补考结果/ 补考者签名
应急处理与抢救能力	掌握公共突发事件和专科紧急情况的应急预案、医疗纠纷投诉处理指引及基本应对措施	1. 熟练处理并指导下级护士处理公共特发事件（停电、停水、火灾等）					/ /	/ /
		2. 掌握并指导下级护士遇透析患者发生紧急意外(自杀、在外跌倒、失窃、投诉、病情突然变化等)时,能启动应急预案进行妥善处理,汇报并能寻求有效的帮助途径					/ /	/ /
	熟悉血液净化中心急救制度、急救流程,熟练掌握基本急救技术要点	对患者紧急状况能迅速做出反应,能按流程做好应急措施,并能熟练配合医师进行抢救					/ /	/ /
	熟练掌握急救技术	1. 掌握血液透析治疗过程中心搏和呼吸骤停抢救技术,能配合医师进行萨勃心肺复苏机进行胸外心脏按压					/ /	/ /
		2. 能配合医师进行容量性低血压、管道滑脱、失血性休克等的抢救配合					/ /	/ /

续表

核心能力	培训内容		考核方法				评价结果	
	知识目标	技能目标	笔试	口试	现场	操作	考核时间/考核结果/考核者签名	补考时间/补考结果/考核者签名
教育与培训能力	掌握健康教育方法和流程	知晓并熟练应用健康教育方法和流程					/ /	/ /
	熟悉血液透析治疗及常见并发症的健康教育内容	1. 知晓血液透析患者健康宣教的内容,并简单应用					/ /	/ /
		2. 知晓血液透析并发症健康宣教的内容,并简单应用					/ /	/ /
		3. 知晓内瘘血管保护健康宣教的内容,并简单应用					/ /	/ /
		4. 知晓中心静脉导管健康宣教的内容,并简单应用					/ /	/ /
		5. 知晓甲状旁腺手术健康宣教的内容,并简单应用					/ /	/ /
		6. 患者及其家属知晓有关健康教育内容,准确率>80%					/ /	/ /
	掌握临床实习护生的带教目标与要求及 PBL 教学法等	1. 能制订学生的临床实习带教计划、组织实施、组织考核					/ /	/ /
		2. 能运用 PBL 教学法等进行带教					/ /	/ /
		3. 负责实习生的教学小讲座,实习生反应良好					/ /	/ /
		4. 承担进修生、大、中专院校的临床教学和(或)专科理论授课					/ /	/ /

核心能力	培训内容		考核方法				评价结果	
	知识目标	技能目标	笔试	口试	现场	操作	考核时间/考核结果/考核者签名	补考时间/补考结果/补考者签名
教育与培训能力	掌握护理查房的目的、方法和要求	1. 参与科内(院内)业务学习,主持＞每年1次(科内)					/ /	/ /
		2. 参与科内(院内)护理查房,主持每年1次(科内)					/ /	/ /
综合管理能力	掌握中心的护理管理制度、护理质量评价标准	1. 协助护士长有效规划控制中心资源(物品、药品、仪器)					/ /	/ /
		2. 参与中心护理质量控制,对下级护士工作质量进行评价,反馈及指导					/ /	/ /
		3. 能对可能存在的问题提出持续改进意见					/ /	/ /
		4. 患者(家属)对护理工作满意度＞90％					/ /	/ /
	掌握中心仪器维护原则及维护方法	对中心仪器进行维护,掌握故障送修流程					/ /	/ /
	掌握人际沟通及协调技巧	能做好与科内及院内相关人员的协调工作					/ /	/ /

续表

核心能力	培训内容		考核方法				评价结果	
	知识目标	技能目标	笔试	口试	现场	操作	考核时间/ 考核结果/ 考核者签名	补考时间/ 补考结果/ 考核者签名
综合管理能力	掌握安全管理的要求	1. 遵守和执行《患者安全目标》的管理要求					/ /	/ /
		2. 对本科室发生的护理差错、事故进行分析、鉴定,并提出防范措施,确保患者安全					/ /	/ /

注:①考核结果有理论考核、技能考核;理论考核:优＞90 分,良 85~90 分,合格 80~84 分,不合格＜80 分;技能考核:优＞95 分,合格 90~94 分,不合格＜90 分。②首次考核不合格者,需再次培训并进行补考

四、血液净化中心 N4 级护士专业核心能力模块

(一)核心能力综合模块

核心能力	N4 级(专家级:工作 10 年以上)
专业基础	1. 掌握 N4 级岗位职责、工作标准、任职条件及岗位技术能力要求 2. 熟练掌握各项工作制度、专科护理常规、常见症状护理常规及常见疾病护理常规 3. 熟练应用各项安全防范措施,保证患者安全 4. 掌握并指导下级护士应用护理程序对慢性肾衰竭(CKD)5 期终末期肾衰竭、各种并发症进行病情评估,实施规范有效的护理措施

核心能力	N4级(专家级:工作10年以上)
专业基础	5. 熟练掌握血液透析护理常规、常见症状护理常规、特殊血液净化护理常规 6. 掌握危重症疾病的发病机制、临床表现、急救处理,血液净化模式,如急性左侧心力衰竭、DIC等 7. 熟悉血液净化医疗、护理、技术并发症的发病机制、临床表现、病情观察与常规护理(如容量负荷过多、肝素抗凝不到位、内瘘穿刺血肿、透析器破膜、空气栓塞等) 8. 熟练掌握疑难护理病例讨论制度、护理会诊制度等护理管理制度,组织并参与护理疑难病例讨论、护理查房及护理会诊 9. 能独立分析血液净化专科实验室化验、检查结果的临床意义 10. 主持制订(修订)专科护理常规、工作制度、流程、应急预案 11. 具备一定外语能力,能够借助工具阅读外文专业论文
专业技能	1. 熟练掌握临床常用仪器的使用,如心电监护仪、输液泵、微量泵、血糖仪等 2. 掌握专科仪器使用原理,负责培训下级护士正确使用,做到熟练处理仪器的常见故障 3. 熟练掌握常见标本采集,并能指导下级护士完成本专科特殊标本的采集 4. 对下级护士进行规范化血液净化技术护理操作的技能培训 5. 掌握水处理系统的维护、检验、监测的处理方法 6. 具有一定的循证护理能力,实施最佳护理措施,掌握并主持培训血液净化中心专科护理操作
应急处理与抢救能力	1. 能及时有效处理各类公共卫生突发事件 2. 能及时有效处理患者紧急意外,最大限度地减少损失和影响 3. 能有效组织、指导、协调科内护士有序、正确地对心搏骤停、窒息等重症患者实施抢救 4. 遇投诉或纠纷时,能独立做出妥善处理

续表

核心能力	N4 级(专家级:工作 10 年以上)
教育与培训能力	1. 熟练运用护理程序方法对患者进行健康宣教 2. 进行中心(院内)业务知识讲座、读书报告会 3. 主持中心(院内)护理查房、护理疑难病例讨论 4. 负责对科内 N1～N3 级护士进行培训,包括理论、操作和专科技能,负责制订计划、组织实施、组织考核 5. 具备较强的 PPT 制作能力和培训能力 6. 熟悉并能应用常见教学方法,如 PBL 教学法、案例教学法等 7. 全面负责或参与教学管理,制订科室教学计划,并负责教学质量评价、检查教学计划落实情况 8. 主持制订血液净化护理技术操作流程 9. 承担一定教学任务,如负责大、中专院校学生的理论授课或临床教学
综合管理能力	1. 能有效对中心的人、财、物等进行管理,保证各项工作有序 2. 全面负责或参与安全管理,遵守和执行《患者安全目标》的管理要求,对本中心发生的护理差错、事故进行分析、鉴定,并提出防范措施确保患者安全 3. 全面负责或参与护理质量控制管理,对护理质量检查存在的问题进行分析,提出整改意见

(二)核心能力培训模块

核心能力	培训内容	培训方式/培训时间/培训者			
		第一次	第二次	第三次	第四次
专业基础	N4 级岗位职责、工作标准、任职条件及岗位技术能力要求	/ /	/ /	/ /	/ /
	各项护理制度、护理流程	/ /	/ /	/ /	/ /
	风险评估量表的使用	/ /	/ /	/ /	/ /

核心能力	培训内容	培训方式/培训时间/培训者			
		第一次	第二次	第三次	第四次
专业基础	各项安全防范措施	/ /	/ /	/ /	/ /
	各类突发事件的应急预案及程序	/ /	/ /	/ /	/ /
	护理程序的使用	/ /	/ /	/ /	/ /
	血液透析护理常规	/ /	/ /	/ /	/ /
	血液透析常见症状护理常规	/ /	/ /	/ /	/ /
	特殊血液净化护理常规	/ /	/ /	/ /	/ /
	血管通路护理进展	/ /	/ /	/ /	/ /
	血液净化治疗护理进展	/ /	/ /	/ /	/ /
	血液透析用水护理管理进展	/ /	/ /	/ /	/ /
	重点环节及高危因素安全管理	/ /	/ /	/ /	/ /
	护理程序在工作中的应用	/ /	/ /	/ /	/ /
	血液净化与危重症膜肺结合的护理进展	/ /	/ /	/ /	/ /
	血浆血液净化治疗护理进展	/ /	/ /	/ /	/ /
	多脏器衰竭血液净化的相关知识、治疗模式及护理进展	/ /	/ /	/ /	/ /
	循证护理的概念及应用	/ /	/ /	/ /	/ /
	论文的撰写方法	/ /	/ /	/ /	/ /
	护理科研选题技巧	/ /	/ /	/ /	/ /
	护理科研设计	/ /	/ /	/ /	/ /
	医学英语	/ /	/ /	/ /	/ /

续表

核心能力	培训内容	培训方式/培训时间/培训者			
		第一次	第二次	第三次	第四次
专业技能	心电监护技术	/ /	/ /	/ /	/ /
	输液泵使用	/ /	/ /	/ /	/ /
	微量泵使用	/ /	/ /	/ /	/ /
	血糖仪使用	/ /	/ /	/ /	/ /
	简易呼吸气囊使用	/ /	/ /	/ /	/ /
	除颤仪的使用	/ /	/ /	/ /	/ /
	人工心肺复苏机的使用	/ /	/ /	/ /	/ /
	新内瘘首次使用穿刺	/ /	/ /	/ /	/ /
	移植血管内瘘穿刺	/ /	/ /	/ /	/ /
	单针双腔留置导管溶栓技术	/ /	/ /	/ /	/ /
	无肝素或特殊抗凝剂血液透析技术	/ /	/ /	/ /	/ /
	血液灌流护理操作	/ /	/ /	/ /	/ /
	单膜血浆置换护理操作	/ /	/ /	/ /	/ /
	双膜血浆置换护理操作	/ /	/ /	/ /	/ /
	血浆吸附护理操作	/ /	/ /	/ /	/ /
	改良型血浆吸附护理操作	/ /	/ /	/ /	/ /
	连续性血液滤过护理操作	/ /	/ /	/ /	/ /
	连续性血浆滤过吸附护理操作	/ /	/ /	/ /	/ /
	透析液、置换液配方及配制	/ /	/ /	/ /	/ /
	各种抗凝剂的配制及使用注意事项	/ /	/ /	/ /	/ /

续表

核心能力	培训内容	培训方式/培训时间/培训者			
		第一次	第二次	第三次	第四次
专业技能	反渗水系统余氯及硬度测定	/ /	/ /	/ /	/ /
	过氧乙酸有效浓度和残余浓度测定	/ /	/ /	/ /	/ /
	PDCA 循环法的应用	/ /	/ /	/ /	/ /
	文献检索方法	/ /	/ /	/ /	/ /
应急处理与抢救能力	各类公共突发事件的应急预案	/ /	/ /	/ /	/ /
	血液透析过程中患者突发意外事件应急预案	/ /	/ /	/ /	/ /
	血液透析治疗应急预案及流程	/ /	/ /	/ /	/ /
	血液透析机器故障处理应急预案	/ /	/ /	/ /	/ /
	水处理设备运行管理及突发事件应急预案	/ /	/ /	/ /	/ /
	紧急情况下的人力资源调配	/ /	/ /	/ /	/ /
	发生医患纠纷时的应对方法	/ /	/ /	/ /	/ /
教育与培训能力	健康教育基本理论、方法与流程	/ /	/ /	/ /	/ /
	PBL 教学法在护理教学中的运用	/ /	/ /	/ /	/ /
	案例教学法在护理教学中的运用	/ /	/ /	/ /	/ /
	住院及门诊患者血液透析健康教育	/ /	/ /	/ /	/ /
	住院及门诊患者肾替代治疗居家生活指导	/ /	/ /	/ /	/ /

续表

核心能力	培训内容	培训方式/培训时间/培训者			
		第一次	第二次	第三次	第四次
教育与培训能力	对特殊患者的健康教育及沟通技巧	/ /	/ /	/ /	/ /
	内瘘血管成形术后健康教育	/ /	/ /	/ /	/ /
	甲状旁腺切除术后健康教育	/ /	/ /	/ /	/ /
	PPT 的制作方法	/ /	/ /	/ /	/ /
综合管理能力	血液净化中心规范化管理	/ /	/ /	/ /	/ /
	血液净化中心药品、物品管理规定	/ /	/ /	/ /	/ /
	专科护理质量评价标准与评价方法	/ /	/ /	/ /	/ /
	院内感染控制管理标准	/ /	/ /	/ /	/ /
	护理不良事件的管理	/ /	/ /	/ /	/ /
	质量控制工具的应用技巧	/ /	/ /	/ /	/ /
	护理质量控制目标、方法	/ /	/ /	/ /	/ /
	PDCA 循环法的应用	/ /	/ /	/ /	/ /

注:①培训方式有授课、示范、实践、自学,填表时请用数字表示;②培训内容简单的项目,可 1 次完成培训,考核合格后通过,如不合格需继续培训;③培训涉及内容较多的项目,需分次培训,完成后经考核合格后通过,如不合格需继续培训

(三)核心能力考核模块

核心能力	培训内容		考核方法				评价结果	
	知识目标	技能目标	笔试	口试	现场	操作	考核时间/考核结果/考核者签名	补考时间/补考结果/考核者签名
专业基础	熟悉各班工作职责、流程、核心制度及安全管理制度	1. 知晓并履行 N4 岗位职责					/ /	/ /
		2. 掌握并参与完善专科质量标准及工作流程					/ /	/ /
		3. 履行并参与修定各项工作制度					/ /	/ /
		4. 知晓并修订一般护理流程					/ /	/ /
	掌握连续性血液净化系列技术,熟练运用护理程序对危重症患者评估、分析、处理	1. 能独立收集危重症患者评估资料(症状、体征、辅助检查)					/ /	/ /
		2. 护理问题评估全面					/ /	/ /
		3. 能正确执行透析医嘱,护理措施落实有反馈					/ /	/ /
	熟悉连续性血液净化系列治疗透析液、置换液等液体配制要求,实行液体三级管理	1. 知晓透析液、置换液配方					/ /	/ /
		2. 能根据病情变化及血液检测结果调整配方相关含量					/ /	/ /
		3. 能实行血液净化液体的三级管理,液体管理精确到位					/ /	/ /

续表

核心能力	培训内容		考核方法				评价结果	
	知识目标	技能目标	笔试	口试	现场	操作	考核时间/考核结果/考核者签名	补考时间/补考结果/考核者签名
专业基础	熟悉危重症患者临床表现与监护措施	1. 能独立对危重症患者进行各种监护					/ /	/ /
		2. 能独立运用护理程序对高危状况进行分析并正确汇报处理(抗凝剂使用不足、生命体征不稳定、DIC 等)					/ /	/ /
	掌握继发性甲状旁腺亢进临床表现、手术原则、血液净化原则、护理措施	1. 运用护理程序准确评估继发性甲状旁腺亢进患者的病情,制订护理计划并实施有效					/ /	/ /
		2. 能指导下级护士对重症患者实施各种术前准备、血液透析方案、监护措施					/ /	/ /
	掌握疑难患者的护理	1. 能对疑难问题提出解决的方法					/ /	/ /
		2. 组织疑难病例讨论,并能制订相应的护理计划和有效措施					/ /	/ /
	掌握血液净化患者特殊实验室化验及检查的临床意义	指导下级护士熟练分析各种化验结果的临床意义,制订相关护理措施					/ /	/ /

核心能力	培训内容		考核方法				评价结果	
	知识目标	技能目标	笔试	口试	现场	操作	考核时间/考核结果/考核者签名	补考时间/补考结果/补考者签名
专业基础	熟悉新技术、新业务	1. 能熟悉血管通路的护理进展并运用于临床					/ /	/ /
		2. 能熟悉血液净化治疗的新进展,对适应证有所了解并运用于临床					/ /	/ /
		3. 能熟悉继发性甲状旁腺亢进围术期管理的新进展并运用于临床					/ /	/ /
		4. 能熟悉危重症高端血液净化技术与膜肺结合的新技术并运用与临床					/ /	/ /
	具备一定的科研能力和外语能力	1. 能撰写护理科研性论文,每2年1篇					/ /	/ /
		2. 熟悉文献检索方法,能借助有关工具阅读中外文专业文献					/ /	/ /
		3. 参与课题申报,指导下级护士撰写论文、课题申报					/ /	/ /

续表

核心能力	培训内容		考核方法				评价结果	
	知识目标	技能目标	笔试	口试	现场	操作	考核时间/考核结果/考核者签名	补考时间/补考结果/考核者签名
专科技能	掌握临床常见基础护理操作,如氧疗、吸痰、各种注射法、静脉输液、输血、生命体征测定等,并熟悉其操作目的与注意事项	能熟练操作氧疗、吸痰、各种注射法、静脉输液、输血、生命体征测定等临床常见基础护理操作					/ /	/ /
	掌握临床常用仪器的使用	掌握并指导下级护士操作心电监护仪、血糖仪、输液泵、注射泵、除颤仪,有效设置合理报警参数,能识别常见异常情况					/ /	/ /
	熟练掌握血液净化专科护理操作技术、急救、复苏和监护技术	1. 熟练规范进行专科操作					/ /	/ /
		2. 指导下级护士掌握专科操作技能					/ /	/ /
	熟悉标本质量评价标准	跟踪标本采集的质量,发现问题,提出整改措施。协助护士长制订特殊标本的采集流程					/ /	/ /

续表

核心能力	培训内容		考核方法				评价结果	
	知识目标	技能目标	笔试	口试	现场	操作	考核时间/考核结果/考核者签名	补考时间/补考结果/补考者签名
专科技能	掌握各特殊仪器的使用和管理要点	1. 正确使用各种特殊设备,并能分析其临床意义					/ /	/ /
		2. 能根据病情调节仪器的报警参数,对报警原因进行分析并处理					/ /	/ /
		3. 能指导下级护士正确使用特殊仪器,并排除各种常见故障					/ /	/ /
	掌握血管通路穿刺护理技能	现场培训下级护士进行内瘘护理、移植血管穿刺技术、导管护理技巧,且有效					/ /	/ /
	掌握连续性血液净化系列护理操作技术	现场培训下级护士专科护理操作等技术,且有效					/ /	/ /
	掌握水处理系统感染管理的维护、检查、监测,预反渗水污染并发症的发生	1. 指导、考核下级护士正确进行水处理系统维护和检查					/ /	/ /
		2. 能正确实施水处理系统监测,预防相关并发症的发生,并能独立分析处理					/ /	/ /

续表

核心能力	培训内容		考核方法				评价结果	
	知识目标	技能目标	笔试	口试	现场	操作	考核时间/考核结果/考核者签名	补考时间/补考结果/补考者签名
专科技能	熟悉循证护理的概念、方法	1. 知晓循证护理的概念、方法					/ /	/ /
		2. 能用循证护理方法解决临床工作中的疑难问题					/ /	/ /
应急处理与抢救能力	掌握公共突发卫生事件和突发紧急情况的护理应急预案及程序	1. 掌握并指导下级护士处理公共特发事件(停电、停水、火灾等)					/ /	/ /
		2. 掌握并指导下级护士遇透析患者发生紧急意外(自杀、在外跌倒、失窃、投诉、病情突然变化等)时,能启动应急预案进行妥善处理,汇报并能寻求有效的帮助途径					/ /	/ /
		3. 掌握并指导下级护士迅速判断并配合医师进行管道滑脱、空气栓塞、心搏骤停等急症的抢救						
	熟练掌握急救技术及抢救流程	1. 医师到场前,能根据病情组织紧急抢救处理					/ /	/ /
		2. 规范培训下级护士的急救技术与应急处理流程					/ /	/ /

核心能力	培训内容		考核方法				评价结果	
	知识目标	技能目标	笔试	口试	现场	操作	考核时间/考核结果/考核者签名	补考时间/补考结果/考核者签名
教育与培训能力	掌握患者健康教育方法、流程	1. 具有丰富的健康教育知识与技能					/ /	/ /
		2. 能独立开展较大规模的院内、外患者理论授课					/ /	/ /
	熟悉血液透析治疗及常见并发症的健康教育内容	1. 知晓血液透析患者健康宣教的内容,并熟练应用					/ /	/ /
		2. 知晓血液透析并发症健康宣教的内容,并熟练应用					/ /	/ /
		3. 知晓内瘘血管保护健康宣教的内容,并熟练应用					/ /	/ /
		4. 知晓中心静脉导管健康宣教的内容,并熟练应用					/ /	/ /
		5. 知晓甲状旁腺手术健康宣教的内容,并熟练应用					/ /	/ /
		6. 患者及其家属知晓有关健康教育内容,准确率>95%					/ /	/ /
		7. 全面负责修订与制订专科健康教育内容					/ /	/ /

续表

核心能力	培训内容		考核方法				评价结果	
	知识目标	技能目标	笔试	口试	现场	操作	考核时间/考核结果/考核者签名	补考时间/补考结果/考核者签名
教育与培训能力	掌握临床实习护生带教目标与要求及PBL教学法等	1. 能按照带教目标和计划指定临床带教计划,组织实施、组织考核					/ /	/ /
		2. 能应用PBL教学法等进行带教					/ /	/ /
		3. 负责实习生的教学小讲座,实习生反映良好					/ /	/ /
		4. 承担进修生、大(中)专院校的临床教学和专科理论授课					/ /	/ /
	掌握护理查房和业务学习目的、要求与方法	1. 制订科内护理查房(业务学习)计划,并组织实施					/ /	/ /
		2. 参与科内/院内业务学习,主持＞每年1次(科内)					/ /	/ /
		3. 参与科内/院内护理查房,主持每年1次(科内)					/ /	/ /
	掌握病例讨论和护理会诊方法、要求	1. 能组织护士进行疑难病例讨论,及时解决护理疑难问题					/ /	/ /
		2. 能承担护理会诊,并提出有效护理措施					/ /	/ /

续表

核心能力	培训内容		考核方法				评价结果	
	知识目标	技能目标	笔试	口试	现场	操作	考核时间/考核结果/考核者签名	补考时间/补考结果/考核者签名
综合管理能力	熟练掌握中心的护理管理制度	1. 协助护士长有效规划控制中心资源（物品、药品、仪器）					/ /	/ /
		2. 全面参与或负责中心护理质量控制，对下级护士工作质量进行评价、反馈及指导					/ /	/ /
		3. 能对可能存在的问题提出持续改进意见					/ /	/ /
		4. 患者(家属)对护理工作满意度＞90%					/ /	/ /
		5. 负责修订或制订专科质量标准					/ /	/ /
	掌握安全管理的要求	1. 遵守和执行《患者安全目标》的管理要求					/ /	/ /
		2. 对本科室发生的护理差错、事故进行分析、鉴定，并提出防范措施，确保患者安全					/ /	/ /

注：①考核结果分为理论考核、技能考核；理论考核：优＞90分，良85～90分，合格80～84分，不合格＜80分；技能考核：优＞95分，合格90～95分；不合格＜90分。②首次考核不合格者，需再次培训并进行补考

第 3 章

血液净化中心护理质量考核标准

质量考核标准

项目	质量要求	标准分 (100 分)	考核 方法	扣分依据	得分
行为规范	仪表端庄、着装规范,佩戴工号牌,不戴外露的首饰(除项链、耳钉外)	5 分	现场查看,1项不符合要求扣 1分		
	对患者态度和蔼、礼貌用语,服务热情周到,执行首问负责制				
	做到四轻:说话、走路、操作、关门轻				
	保护患者隐私				
	工作环境安静、整洁、次序良好;工作期间手机处于震动状态,不在患者面前接听手机电话				
规章制度	各级护理人员岗位职责、工作标准、资质准入健全,有培训、护士知晓,有落实、有考核、有追踪评价与持续改进	10 分	现场查看落实情况:提问护士、护士长、护士知晓修改		
	对护士的履职能力进行定期评价,各岗位配置符合规范				

项目	质量要求	标准分 (100 分)	考核 方法	扣分依据	得分
规章 制度	各项规章制度健全,及时修订、增补,有培训,护士知晓,有落实、有考核、有追踪评价与持续		前后的异同点;查阅资料(有各时期版本原件),1 项不符合要求扣 1 分		
	对护理核心制度(查对、交接班、安全输血等)有培训、考核、分析、反馈及整改				
	有传染病患者隔离制度与具体措施,并落实				
	有透析液和透析用水的质量监测制度与执行的流程				
	有定期护理查房、病例讨论制度,有疑难护理问题进行护理会诊的工作制度,并落实				
	有主动报告护理安全(不良)事件的制度与流程,科室每月分析护理安全信息,护理部每季度不少于 1 次,知晓率 100%,年报告 15~20 件/100 床				
	有危重患者风险评估、安全护理制度,有措施,有落实				
	有血液净化岗位护士准入标准和准入管理制度,有落实				
	有重点环节(包括用药、输血、治疗、标本采集、安全管理等)应急管理制度,有培训,知晓率 100%				

项目	质量要求	标准分 (100 分)	考核 方法	扣分依据	得分
规章制度	各项护理流程、操作规程健全,及时修订、增订,有培训,护士知晓,有落实、有考核、有追踪评价与持续改进				
	有输血反应处理制度与流程、预案,有输血过程的质量管理监控及效果评价的制度与流程;输血前严格执行双人查对签名制度,按照输血技术操作规程进行操作,观察记录输血过程				
	有医嘱核对与处理流程,有查对制度并提供符合相关操作规范的护理服务,有记录				
	有安全用药工作流程及患者用药与治疗反应的制度与流程				
	有保障常用仪器、设备和抢救物品使用的制度与流程				
	有常见并发症(透析中低血压、肌肉痉挛、恶心和呕吐、头痛、胸痛和背痛、皮肤瘙痒、失衡综合征、透析器反应、心律失常、溶血、空气栓塞、发热、透析器破膜、体外循环凝血)的紧急处理流程				
	有临床护理技术操作(静脉输液、各种注射等)常见并发症的预防与处理规范,知晓率 100%				

项目	质量要求	标准分 (100分)	考核 方法	扣分依据	得分
规章制度	护理常规与专科发展相适应,及时修订、增订,有培训,护士知晓,有落实、有考核、有追踪评价与持续改进				
	有院内紧急意外事件(停电、停水、火灾)的应急预案、有专科特色的护理突发事件应急预案,定期培训、演练、考核、分析、反馈及整改				
	有医院感染紧急情况的处理预案,并能定期演练				
	有输液泵、注射泵、监护仪、吸引器等常用仪器和抢救设备使用中可能出现的意外情况的处理预案及措施				
	有血液净化专科操作 SOP,定期培训、考核、分析、反馈及整改				
	有意外情况及并发症的登记,对重点环节和影响医疗护理安全的高危因素、问题和缺陷进行监测、分析、反馈、定期演练,持续改进有成效				
护士培训	有三基三严培训计划:理论(含应知应会、职责、制度、常规、流程、应急预案等)、操作(含基础、专科)年资 10 年内护士每季度考核一次,覆盖率 100%,达标率 100%,有记录	10 分	现场查看落实情况;提问护士、护士长;查阅资料(含各		

项目	质量要求	标准分 (100 分)	考核 方法	扣分依据	得分
护士 培训	护士规范化培训实行导师制、专人带教,有阶段性培训计划,年资 6 个月内护士每周、年资 6～12 个月护士每两周、年资 1～3 年护士每月,进行理论、操作培训各不少于 1 次,每月考核,达标率 100%;对导师定期考核,与绩效挂钩		时期版本原件),1 项不符合要求扣 1～3 分		
	按照《专科护理领域护理培训大纲》等要求制订具有专科特色的专科培训计划,依据护士分级进阶体系的岗位准入审核要求进行分层培训,做到能级对应,定期组织培训与考核;有本专科护理人才培养目标,培训并组织实施,落实高级职称人员、专科护士使用管理规定				
	有危重患者护理理论和技术培训计划,对危重患者护理常规及抢救技能、生命支持设备操作、患者病情评估与处理、紧急处置能力有考核				
	熟练掌握心肺复苏的三个阶段的 AB-CD 四步法的技能,有考核、有评价、有记录				
	每周进行业务学习,全科护理人员参与,有实效				
	护士长或责任组长每周进行床边查房,有记录,查房结果与护士考核挂钩				

续表

项目		质量要求	标准分 (100 分)	考核 方法	扣分依据	得 分
护士 培训		有护理员、保洁员培训计划,考核合格 后上岗,并有记录				
		参加有针对性的继续教育培训,继续 教育达标率100%				
科室 管理	人员 管理	护士长了解科室具体情况(护 士、患者)	5分	现场查看现 场考核,1 项不符合 要求扣 1 分		
		科室排班结合护士需求,进行 月或季度的原则性排班,每 周或前一天兼顾医疗安排、 病情需要,适时微调,以适应 工作需要				
		有科室护理人员弹性调配方案 并落实				
		每月对护理人员的工作量、工 作质量、患者满意度、护理难 度、技术要求及夜班等进行 绩效考核,体现优劳优得、多 劳多得,结果与评优、晋升、 薪酬挂钩,有记录				
	环境 要求	环境整洁、舒适、安静、通风良 好	2分			
		布局和流程满足工作需要,符 合医院感染控制管理要求, 区分清洁区和污染区				

续表

项目		质量要求	标准分 (100分)	考核 方法	扣分依据	得 分
科室 管理	环境 要求	具备相应的工作区,包括普通透析治疗区、隔离透析治疗区、水处理间、治疗室、候诊区、接诊区、储存室、污物处理区和医务人员办公区等基本功能区域				
		每个血液透析单元由一台血液透析机和一张透析床(椅)组成,使用面积不小于3.2m²				
		患者及工作人员进入血液净化中心应换鞋、更衣				
		透析机器设备完好,床单元设备带功能完好,能满足医疗救治及医院感染控制的要求				
		乙肝、丙肝、梅毒、艾滋病等传染性疾病分类分区、专人专机透析				
		患者及其家属在中心禁止吸烟				
	急救 物品	急救仪器(除颤仪、心电监护仪、抢救车等)性能良好、专人管理、班班交接,有记录	4分			
		设有急诊专用的血液透析机器				
		氧气设备齐全,处于备用状态				
		吸引器清洁,按要求消毒处理备用				

项目		质量要求	标准分 (100分)	考核 方法	扣分依据	得分
科室 管理	急救 物品	抢救车药品齐全、开口器、简易呼吸气囊、血压计等齐全,执行五定管理(定时核对、定人保管、定点放置、定量供应、定期消毒)	4分			
	药品 器材	各类药品、物品分类定点放置、标签清晰、无过期变质、专人负责、有登记				
		贵重仪器设备专人管理,挂有操作流程图,保持清洁、整齐、功能完好,仪器设备有使用记录及维修保养登记				
		库房清洁、整齐、物品分类放置,一次性耗材分类放置				
		高危药物有警示标识、浓钠(黄色)、氯化钾(红色)放置规范				
		毒麻药品加锁专人管理、账物相符,用后及时登记补充				
		大输液有基数,液体按照左进右出摆放,定期检查有效期,管理符合要求				
		医用冰箱整洁、无异味,患者寄存药品有标签、有登记、账物相符、专人管理,有测温仪				
		固定资产账物相符,有登记,并按规定定期清点				

续表

项目		质量要求	标准分 (100分)	考核 方法	扣分依据	得分
科室 管理	药品 器材	血液透析机器专人管理,保持清洁、功能良好,处于备用状态,有使用记录及维修保养登记				
专科 质量	透析 前准 备	热情接待,进行实名制登记,更衣、称体重,所有治疗均签署知情同意书	15分	现场查看、现场询问、1项不符合要求扣1分		
		正确评估患者,掌握患者病情变化、治疗、护理、检查等情况				
		透析前做好解释,告知治疗目的、操作过程及操作后注意事项				
		执行查对制度,做到透析床位、机器位、透析器、血管通路信息一致				
		检查血液透析机器,确保性能完好,检测、消毒到位				
	透析 中护 理	按医嘱正确设置各种治疗参数,血液透析充分性达到标准	20分			
		熟练掌握专科护理技术,遵守专科操作规程SOP				
		执行医疗锐器伤的职业防护措施及流程				
		按照要求测血压,每小时1次;观察机器运行及穿刺点是否渗血,每30分钟1次;遇有不适及时,汇报、处理并记录				

续表

项目		质量要求	标准分 (100 分)	考核 方法	扣分依据	得分
专科质量	透析中护理	正确及时留取各种标本并做好各项治疗护理				
		有危重患者安全防护工具(床栏、约束带等),预防跌倒提示醒目				
		透析过程中做好健康教育及沟通,处理可能存在的医疗护理服务隐患				
		透析记录体现及时性和真实性				
	透析后护理	透析后治疗效果达标,机器治疗参数达标	15 分			
		血管通路护理到位,无渗血、漏血及内瘘杂音减弱现象发生				
		居家管理教育到位,防止透析相关并发症,如低血压、失衡反应等出现				
		做好垃圾分类、机器及床单元等终末处理				
消毒隔离	无菌要求	严格执行手卫生规范,操作及接触患者前、后洗手,洗手正确率 100%	2 分	现场查看,1项不符合要求扣 1分		
		严格执行无菌技术原则				
		区域内定期空气流通并消毒,空气、无菌物品、操作台面、工作人员手等有细菌培养并有记录				

项目		质量要求	标准分 (100 分)	考核 方法	扣分依据	得 分
消毒 隔离	无菌 要求	反渗水、透析液出入口、置换液细菌培养,每月 1 次;内毒素,每季度 1 次;透析液电解质,每个批次或必要时 1 次,有记录				
		血液透析机器内部消毒和外部擦拭,每班 1 次,有记录				
		水处理系统微量元素检测,每年 1 次,消毒,每半年 1 次;集中供液系统消毒,每 2 周 1 次(夏季),每月 1 次(冬季);残余氯、硬度、电导率检测,每周 1 次;每日检测压力数据。消毒后有测试,所有检验检测有记录				
		按操作常规配制透析 A、B 液,每日记录				
	无菌 物品	无菌物品专柜放置(离地 20cm、距墙 5cm)、清洁、无积灰、标识明显	4 分			
		无菌物品按日期依次排列,无菌包清洁、干燥、无破损、无过期,包外有物品名称、有效期、灭菌指示带及签名				
		干罐有启用时间,有效时间 4h,储槽罐关闭严密,开启后注明日期、时间(有效期不超过 24h)				

项目		质量要求	标准分 （100分）	考核 方法	扣分依据	得分
消毒隔离	无菌物品	抽出的药液需要注明时间并签名，置无菌盘内，有效期不超过2h				
		启封、抽吸过的无菌药液和注射用的溶酶，有效时间不超过24h，瓶口贴封存				
	物品处置	治疗车上层为清洁区、下层为污染区，清洁物品与污染物品分区放置	4分			
		使用过的透析器、管路等放入黄色垃圾袋内，内瘘穿刺针放入锐器盒，锐器盒不得超过容积2/3，废液排入医院污水处理系统				
		A透析桶、B透析桶、搅拌桶、配液桶等过氧乙酸浸泡消毒，每周1次，有记录				
		吸引器瓶、湿化瓶、止血带等一用一消毒，一次性物品使用后及时毁形，不可重复使用				
		废弃物按损伤性垃圾、医用垃圾、生活垃圾分类规范放置，有登记				
		床单、被套、枕套，一人一用一消毒				
		拖把标记明确，分别清洗、悬挂、晾干				

注：参考2012年卫生部等级医院评审标准

第 4 章

血液净化中心常用护理常规和护理流程

一、血液透析护理常规

1. 严格无菌操作原则,防止血源性传染病及各种感染。

2. 饮食护理:规律血液透析患者给予充足热量、优质高蛋白质[1.2～1.3g/(kg·d)]、低钾、低磷饮食。

3. 透析前评估患者临床症状、血压、体重及血管通路状态,评估透析使用物品信息及机器设备性能完好。

4. 取舒适体位,卧位为主。

5. 透析过程护理

(1)参数设定:根据血液透析治疗处方,合理设置超滤率、温度、电导度、特殊透析液配方(Ca^{2+}、K^+)等,选择合适的透析器和管路。

(2)抗凝剂使用:评估抗凝剂的使用情况,既往有无出血和透析器凝集现象,合理使用抗凝剂。有出血倾向者采用特殊抗凝方法或无肝素透析,按治疗需要设定生理盐水冲洗时间及冲洗量,密切监测静脉压、跨膜压,出现透析器及管路凝集时及时更换。

(3)顺血流方向正向预冲透析器和管路,排尽气体。生理盐水冲洗量不小于 1000ml。

(4)巡视机器运转情况、血管通路情况及体外循环情况,设定机器治疗参数安全范围,监测动静脉压力及跨膜压等变化。及时汇报病情变化,根据医嘱调整超滤率等治疗参数。

(5)每 0.5～1 小时测量生命体征,必要时测定血糖及透析前后电解质。

(6)重视患者主诉,及时发现透析相关医疗、护理、技术等并发症,并处理。

6. 透析后护理

(1)透析治疗结束时治疗参数及效果达标,并使用生理盐水全程密闭回血。

(2)内瘘血管以弹力绷带压迫止血,松紧以压迫后能触及动脉搏动为度,压迫时间为 15～20min,听诊内瘘杂音是否良好。

(3)正确处理透析后医疗废弃物,并符合感染管理要求。

7. 健康教育:告知患者血液透析原理、透析过程中可能发生的问题及预防和处理方法,血管通路的居家护理,以及饮食、用药、运动、并发症管理的知识和技巧。

二、血液灌流护理常规(急性中毒)

1. 严格无菌操作原则,有相关意外发生预案,保证治疗过程安全有效。

2. 操作前评估患者生命体征,有无血压下降、呼吸困难、面色苍白、发绀等症状。观察有无意识障碍、烦躁不安、神志恍惚等临床表现。询问患者或其家属中毒原因,评估中毒物质种类及中毒程度,选择合适的血液灌流器材料、型号及血液灌流治疗时间。参与并协助血管通路建立,评估治疗机器设备和急救设备性能是否完好。

3. 血液灌流过程护理

(1)参数设定:根据血液灌流治疗处方,合理设置血流量、治疗时间选择灌流器型号等。

(2)抗凝剂使用:查看血常规、凝血三项结果,了解患者有无皮肤黏膜发绀、呕血、咯血、便血等,以决定抗凝剂剂量和用量。密切监测静脉压、跨膜压,出现血液灌流器凝集时遵医嘱及时更换。

(3)顺血流方向正向预冲灌流器和管路,排尽气体。冲洗量不小于3000ml,并过程中使用肝素盐水浸泡密闭循环。注意观察有无灌流器小颗粒溢出,预防意外事件发生。

(4)巡视机器运转情况、血管通路情况及体外循环情况。采用保温措施,及时汇报病情变化,根据医嘱调整治疗参数。

(5)使用心电监护,每0.5～1小时测量生命体征,必要时测定血糖及电解质,有条件者监测毒物和毒品的血药浓度。

(6)重视患者及其家属主诉,必要时给予吸氧、吸痰、舒适体位等基础护理,及时发现相关医疗、护理、技术等并发症,并及时、尽早处理。

4. 血液灌流后护理

(1)治疗结束时参数及效果达标,使用一定量生理盐水回血并注意预防血栓栓子脱落。

(2)进行血管通路导管护理,保持清洁干燥、位置正确和功能良好。

(3)正确处理治疗后医疗废弃物,并符合感染管理要求。

5. 健康教育:告知患者及其家属血液灌流原理、治疗过程中可能发生的问题及预防和处理方法,血管通路的维护及相关并发症治疗的知识。鼓励其家属正确对待患者,给予患者心理支持。

三、颈内(股)静脉单针双腔留置导管置管术护理常规

1. 穿刺置管前护理

(1)评估患者生命体征,了解病情、意识状况,有无发热、感染、气胸等现象。评估患者的全身水负荷,是否有水肿、眼凹陷等情况。评估穿刺处(颈部或腹股沟)皮肤是否完好,有无血肿、炎症或瘢痕等。协助检查肝肾功能、出凝血时间及凝血酶原时间

等。

（2）介绍穿刺置管的目的、方法，患者家属签署知情同意书，充分告知可能的并发症及处理预案和方法。

（3）穿刺置管当日给予充足热量、优质高蛋白质[1.2～1.3g/(kg·d)]、低钾、低磷饮食。水负荷过多者控制水的摄入。

（4）观察情绪反应，给予心理疏导，减轻焦虑、恐惧。

2. 穿刺置管中护理

（1）协助患者摆放体位：颈内静脉穿刺置管，仰卧位，肩下垫软枕，头部偏向穿刺处的对侧。股静脉穿刺置管，备皮，仰卧位，膝关节微屈，臀部稍垫高，髋关节伸直并稍外展外旋。

（2）密切观察生命体征。

（3）遵守无菌技术操作原则，协助消毒及穿刺。

（4）对颈内静脉置管患者，在置管后听诊呼吸音，防止术后并发症，如血气胸等。

3. 穿刺置管后护理

（1）尽可能保持导管长时间通畅并功能良好，指导患者取合适的体位，避免过度牵拉，以免导管扭曲、受压或脱出。

（2）定时用肝素盐水冲洗导管，如导管阻塞，切不可强行冲洗，避免将血栓冲入血管。

（3）保持穿刺部位清洁、干燥，透析前穿刺置管处消毒，结束后更换无菌敷料并包扎固定。

4. 健康教育

（1）告诉患者置管后保持导管使用寿命的重要性，勿作为一般输液通道。

（2）注意保持导管置入处干燥和周围皮肤清洁，切勿弄湿局部，造成感染，必要时应及时换药。

（3）宜穿着宽松的内、外衣裤，有晃动情况应重新粘贴固定。避免到人多的公共场所，以免拥挤造成导管被牵扯移位。

（4）导管的管夹、橡皮塞维持关闭，勿自行开关调整，松脱时可能造成感染,应告诉护士处理。

(5)睡姿应避免向插管侧,勿压迫伤口处。股静脉置管患者要尽量减少大腿90°弯曲及下床活动,以避免导管弯曲及静脉回流,造成导管阻塞。

(6)导管留置处敷料渗血或导管不慎滑脱(脱出2cm以上时),以手压迫出血点,并到医院治疗处理。

四、连续性肾替代治疗(CRRT)护理常规

1. 操作前评估　生命体征、心肺功能、凝血功能、体重、腹围等,明确CRRT方式、持续时间、抗凝剂使用、透析液和置换液流速、血流速度、超滤速度和超滤量等指标。选择合适的机器、透析器和透析管路。

2. 心理护理　做好解释工作,防止患者出现强烈的心理应激反应和负性情绪,避免过度紧张、恐惧。

3. 血管通路　建立有效的血管通路,躁动患者适当约束。

4. 抗凝剂使用　根据凝血功能情况、患者全身状况及治疗的要求,选择抗凝方法并最小有效量使用抗凝剂,观察抗凝效果。检测动静脉压力,定时冲洗管路,防止凝血堵管。

5. 透析过程中护理

(1)密切监测动静脉压力、跨膜压、管路中有无凝血、超滤速度、机器运转情况及患者生命体征、血糖、血电解质和酸碱平衡情况。

(2)重视液体三级管理,必要时调整透析液和置换液种类和流速,保持机体内环境稳定。

(3)每小时变换体位,防止压疮。

(4)合理用药:如抗凝剂、白蛋白、红细胞悬液等,避免输注中、小分子药物。如使用凝血药物时应结合CRRT的治疗方式合理安排输注时间。

6. 结束透析　完成治疗用生理盐水全程回血,留取血标本,

监测肾功能、电解质等,观察生命体征并记录液体出入量。按照医院感染控制管理要求处理医疗废弃物。

五、血液透析患者常见症状护理常规

(一)尿毒症伴急性左侧心力衰竭护理常规

1. 协助患者取半坐位或端坐位,双腿下垂。

2. 吸氧,氧流量 5～10L/min,可用 30%～50%的乙醇湿化。

3. 建立血管通路,保证强心、扩血管、镇静及平喘等药物及时输入。并观察药物疗效及不良反应。

4. 观察生命体征、神志、体位、心率、心律、血氧饱和度、出入液量、皮肤颜色、四肢温(湿)度及痰液的性状。

5. 立即给予床边 CRRT 治疗,记录超滤量。

6. 评价肺水肿症状改善情况。

7. 安抚患者,消除紧张恐惧心理。

8. 避免感染、过度疲劳、情绪激动、输液过快等诱因,做好饮食指导,尤其是控制入液量的指导。

(二)血液透析治疗中抽搐护理常规

1. 取平卧位,头偏向一侧,保护好内瘘侧肢体,预防内瘘穿刺针滑落及局部血肿。下肢抽搐不可下床站立,预防跌倒。抽搐发生时专人看护,加护栏防坠床。

2. 观察和记录抽搐发生在透析治疗的时间段、部位、持续时间、间隔时间等。

3. 如若是超滤过多,容量负荷减少过快,应立即补充液体,调整超滤量及超滤速度。

4. 若是患者电解质紊乱、透析液配制错误或机器故障,应立即诊断明确原因并采取补救措施。

5. 观察抽搐停止后有无外伤和其他并发症。

6. 安抚患者,倾听患者主诉,指导正确的水分控制和饮食控制。

(三)血液透析治疗中低血压护理常规

1. 取平卧位或头低足高位,保暖,吸氧。

2. 定时监测血压,必要时使用心电监护。

3. 观察并记录患者低血压的临床表现,诊断和鉴别诊断低血压发生的原因。

4. 血液透析患者减慢血流量,减慢或停止超滤。

5. 根据医嘱给予补液,使用升血压药物,并观察药物使用疗效和不良反应。

6. 评价低血压缓解情况。

7. 做好心理护理,健康教育。

(四)血液透析治疗中高血压护理常规

1. 卧床休息,起床时动作宜缓慢,防止坠床。

2. 给予低盐、低钾、低磷、粗纤维素、高蛋白质饮食。

3. 安抚患者情绪,保持环境安静。

4. 观察并记录患者高血压的临床表现,诊断和鉴别诊断高血压发生的原因。

5. 遵医嘱给予降血压药物或改变血液透析治疗方案。

6. 观察药物疗效和不良反应,监测血压,评价降血压效果。

7. 控制入液量,控制体重,保持良好心态,避免精神紧张、情绪激动,加强透析的充分性,坚持药物治疗。

(五)血液透析治疗中瘙痒护理常规

1. 评估瘙痒的原因、部位、程度及伴随症状,观察皮肤的颜色、弹性、温(湿)度及皮肤的完整性。

2. 剪短患者指(趾)甲,必要时给予戴手套,防止抓破皮肤,指导患者以触摸或拍打方式缓解瘙痒的感觉,避免用热水、乙醇、刺激性肥皂。

3. 注意床单元清洁、整齐,每日更换内衣。

4. 遵医嘱给予抗组胺药物或更改透析治疗方案。避免诱发瘙痒因素。

5.协助留取血标本监测 iPTH,为继发性甲状旁腺患者做好手术前准备,并做好健康教育。

(六)血液透析治疗中失衡综合征护理常规

1.取舒适体位,安抚患者,注意安全。

2.观察失衡综合征的临床表现和严重程度,做好呕吐患者的口腔护理。

3.建立血管通路,根据医嘱给予高渗糖、高渗钠和镇静药等。

4.评价失衡综合征改善情况。

5.向患者解释发生的原因,安抚患者情绪,给予心理护理。

六、肾科患者常见症状护理常规

(一)便秘患者护理流程和质量标准

目的 刺激肠蠕动,软化和清除粪便,减轻腹胀

流程	备注
了解患者活动、饮食结构,粪便形状 ↓ 评估患者腹胀情况 ↓ 遵医嘱给予缓泻药 ↓ 观察药物疗效及不良反应 ↓ 效果不明显者给予不保留灌肠 ↓ 观察患者有无不适 ↓ 观察灌肠后排便情况	掌握溶液的温度、量、浓度、流速、压力 屏风遮挡

↓	
协助患者洗手	
↓	
用物处理	
↓	
做好记录	
↓	
做好有关饮食、运动的健康教育	

质量标准

1. 灌肠时保护患者的隐私
2. 与患者交流,做好饮食、健康教育

(二)抽搐患者护理流程和质量标准

目的

1. 保证患者得到连续性的护理
2. 患者抽搐发作时躯体受伤的危险性减小或不发生

流程	备注
观察和记录抽搐的全过程,注意意识状态和瞳孔的变化及抽搐的部位、持续时间、间隔时间等	
↓	
平卧位,头偏向一侧	抽搐发作时,要有专人守护,加护栏防坠床,不可强行按压或用约束带捆扎抽搐肢体,以防脱臼、骨折
↓	
解开衣领及腰带	
↓	

将缠有纱布的压舌板置于患者一侧的上、下臼齿间	有活动义齿者必须取出
↓	
清除口腔及气道内的分泌物	抽搐时禁止口腔测温,禁食
↓	
氧气吸入	
↓	
建立静脉通道	
↓	
根据医嘱给予镇痉药	
↓	
低钙血症给予静脉推注钙剂,尿毒症脑病及时给予透析	推钙时速度宜慢,防渗漏
↓	
遵医嘱监测血钙浓度,血尿素氮(BUN)、血肌酐(Cr)的值	
↓	
观察抽搐停止后有无外伤和其他并发症等情况	抽搐后让患者安静休息,室内光线宜偏暗
↓	
安慰患者	做好心理护理,减轻恐惧感
↓	
做好记录	

质量标准

1. 患者安全,不发生窒息和受伤
2. 密切观察病情,及时发现异常情况

(三)蛋白尿患者护理流程及质量标准

目的

1. 患者不发生营养失调
2. 患者情绪稳定,能积极配合治疗,护理工作

流程	备注
观察排尿时是否泡沫增多,且不易消失	24h 蛋白尿定量持续超过 150mg 或尿蛋白定性持续阳性为蛋白尿,如 24h 蛋白尿定量超过 3.5g 称大量蛋白尿
↓	
卧床休息	
↓	
正确留取各项血、尿标本	24h 尿留取:7:00 排尿弃去,以后每次尿液包括次晨 7:00 最后一次尿液均留在广口、清洁、带盖的容器内,混匀,量取总量,记录并取适量送检
↓	
向患者讲解肾穿刺的意义,操作流程	做好心理护理,健康教育
↓	
指导患者练习俯卧位屏气、床上使用便器排尿、排便	
↓	
协助患者更换清洁衣裤	
↓	
做好术前准备、术中配合	严格执行无菌操作

↓	
病情观察	
↓	
做好心理护理,解除紧张,恐惧心理	
↓	
术后妥善安置患者(平卧腰部制动 24h,局部加压 6～8h)	协助做好生活护理,讲解平卧、局部 加压的重要性,取得患者配合
↓	
指导患者多饮水,及时正确留取尿 标本	留取第一次尿标本送检
↓	
监测患者生命体征,尤其是血压情 况	血压监测:术后 q15min × 4 次, q30min×4 次,q1h×2 次,q2h×2 次
↓	
观察患者腰部疼痛情况	肾穿刺 6h 后尿液检查无特殊异常 可去除沙袋,仍平卧
↓	
观察有无术后并发症(如血尿、肾周 血肿等)	重视患者主诉,必要时超声检查
↓	
根据医嘱用糖皮质激素,血管紧张 素转化酶抑制药(ACEI)、血管紧 张素Ⅱ受体阻滞药(ARB)	
↓	
观察用药疗效及不良反应	
↓	
评价蛋白尿消减情况	
↓	

做好健康教育	饮食指导:大量蛋白尿患者,给予蛋白质:0.8～1.0g/(kg·d),其中60%为优质蛋白质,供给能量为126～147kJ/kg,即[(30～50kcal/(kg·d)]脂肪供给能在30%以下,钠盐摄入不超过2g/d。水的摄入计算:进液量＝尿量＋500ml
↓	
做好记录	

质量标准

1. 正确指导患者留取各项尿标本
2. 肾穿刺安全,顺利进行

(四)低钾血症患者的护理流程及质量标准

目的

1. 患者出现低钾血症时能得到及时处理
2. 不出现严重并发症

流程	备注
分析引起低血钾的原因,监测血钾,观察记录低钾表现	做好心理护理
↓	
卧床休息	严重低钾者需有他人陪护,防止意外
↓	
轻者口服补钾 重者或不宜口服者选择静脉补钾	宜饭后服用或加入果汁、牛奶中服用
↓	

建立静脉通路	静脉补钾时注意速度、量、浓度,补钾时注意神经、肌肉症状,心电图表现,血钾水平和尿量
↓	
监测血钾浓度	
↓	
评价低血钾表现改善情况	
↓	
做好记录	
↓	
健康教育	进食富含钾的食物

质量标准

1. 早发现,早诊断,积极寻找病因,及时处理低钾血症

2. 及时发现异常情况

(五)低血压患者的护理流程和质量标准

目的　患者出现低血压时得到及时处理

流程	备注
监测血压,观察并记录患者低血压的临床表现	做好心理护理,健康教育
↓	
平卧,头低足高位	
↓	
吸氧	
↓	

了解低血压发生的病因(血液透析者应减慢血流量,减慢或停止超滤)	透析过程中:根据患者干体重,体重增长,严格掌握脱水量,出现低血压时回血或静脉注射 50％葡萄糖注射液 40～60ml 或 10％氯化钠注射液 110ml 或通过透析管道输注等渗盐水,碳酸氢钠
↓	
根据医嘱给予补液,使用升血压药物	
↓	
观察升血压药使用的疗效和不良反应	
↓	
监测血压	
↓	
评价低血压缓解情况	
↓	
做好记录	

质量标准

1. 及时发现血压异常情况,正确处理
2. 血液透析时严格掌握脱水量

(六)多尿患者的护理流程和质量标准

目的　患者排尿恢复正常,不发生水、电解质紊乱和酸碱失衡

流程	备注
观察多尿发生的时间,有无并发症及其他的排尿异常	做好心理护理,积极预防继发感染

↓

卧床休息

↓

准确记录 24h 出入量	出现低血钾、脱水征应及时处理
↓	
观察多尿持续时间	
↓	
及时留取血电解质、肾功能标本	
↓	
观察有无水、电解质紊乱表现	对严重多尿者要有切实措施保证补液计划的完成
↓	
遵医嘱给予补充水、电解质	有尿崩症者保证患者随时能补充水分,防脱水
↓	
监测患者有无感染征象	
↓	
评价多尿改善情况	
↓	
做好记录	

质量标准

正确执行医嘱,保证补液计划的完成

(七)危重症患者急救护理流程和质量标准(尿毒症伴急性左侧心力衰竭)

目的

1. 保证患者得到连续性护理

2. 保证患者急性左侧心力衰竭出现时得到及时处理

流程	备注
观察患者意识,生命体征,痰液性状,呼吸音	做好心理护理
↓	
观察有无胸闷、憋气,呼吸困难的程度	
↓	
卧床休息,取坐位,双腿下垂	必要时进行止血带四肢轮扎
↓	
氧气吸入(6~8L/min)	湿化瓶内加入20%~30%乙醇湿化吸氧
↓	
立即建立静脉通路	
↓	
根据医嘱给予镇静药,强心、扩血管、平喘药物	强心药从半量使用,防止蓄积中毒
↓	
观察药物疗效,不良反应	
↓	
立即给予床边透析	
↓	
记录超滤量	
↓	
评价肺水肿症状改善情况	
↓	
做好饮食尤其是入液量宣教	透析间期体重增长不超过2.5kg

↓	
做好记录	

质量标准

1. 患者病情稳定,积极配合治疗
2. 患者掌握控制入液量的方法,能够准确记录 24h 出入液量

(八)昏迷患者的护理流程和质量标准

目的

1. 患者的意识逐渐恢复正常
2. 患者无受伤、误吸等发生

流程	备注
观察并记录患者意识、瞳孔,脉搏、 　血压、呼吸变化 ↓	
平卧位,头偏向一侧 ↓	注意安全,防止坠床
清除口腔、气道内分泌物 ↓	
氧气吸入 ↓	
建立并维持静脉通路(留置针) ↓	
根据医嘱用药 ↓	
监测生命体征,意识状况 ↓	每 15~30 分钟巡视患者
观察皮肤情况,定时翻身、拍背、按摩 ↓	翻身时间不超过 2h
给予留置导尿,保证尿管在位、通畅 ↓	

续表

做好口腔护理,眼、皮肤护理 ↓ 评估意识改变情况 ↓ 做好记录	

质量标准

1. 基础护理到位,患者安全,不发生并发症
2. 患者昏迷期间能获得切实有效的照顾

(九)危重患者护理流程和质量标准(急性肾衰竭)

目的

1. 保证患者得到连续性护理
2. 保证患者安全度过急性肾衰竭(ARF)各期,不发生并发症

流程	备注
评估患者发生 ARF 的原因,少尿、 　无尿的程度,持续时间 ↓ 评估患者活动耐力 ↓ 制订详细的护理计划 ↓ 观察有无水肿、血压增高,有无电解 　质紊乱、酸碱失衡表现 ↓ 卧床休息 ↓ 吸氧 ↓	 发生高血钾、酸中毒时及时处理 协助做好生活护理

记录24h出入液量,严格控制水分摄入,保持出入量平衡 ↓	
正确留取各项血、尿标本 ↓	
遵医嘱合理用药(利尿药、抗生素等) ↓	
观察药物疗效及不良反应	
密切观察有无并发症发生 ↓	
做好透析护理(导管维护、透析过程并发症观察、透析期间体重检测) ↓	两次透析间期体重不超过2.5kg
健康教育 ↓	
观察有无感染征象 ↓	
观察少尿持续的时间,尿量恢复的情况 ↓	
进入多尿期后记录多尿发生的时间 ↓	
准确记录24h尿量 ↓	
观察有无低血压,有无水、电解质、酸碱紊乱表现 ↓	出现低钾、脱水及时处理
正确留取血、尿标本	预防感染

续表

流程	备注
↓ 制订多尿期护理计划 ↓ 遵医嘱补充水、电解质等 ↓ 评估护理计划落实情况并及时修正 ↓ 评价多尿改善情况,尿量恢复正常, 　进入恢复期 ↓ 注意休息,预防感染 ↓ 健康教育	要有切实措施保证补液计划完成 避免使用对肾有害的药物

质量标准

1. 正确执行医嘱
2. 及时发现并发症,维持水、电解质平衡

(十)尿路刺激征患者的护理流程和质量标准

目的

1. 保证患者得到连续性的护理
2. 患者尿路刺激症状得到缓解和控制

流程	备注
评估尿频、尿急、尿痛的程度 ↓	1. 尿频:排尿次数增加但每日总量 　正常 2. 尿急:一有尿意即要排尿,且常伴 　尿失禁 3. 尿痛:排尿时伴尿道疼痛

记录排尿的次数,尿量和尿液的性 状 ↓ 观察伴随症状 ↓ 卧床休息 ↓ 评估患者焦虑程度 ↓ 做好心理护理 ↓ 分散患者注意力	因焦虑、紧张增加排尿次数,可采用 听音乐、看杂志、与室友聊天等方 法分散注意力
↓ 多饮水,勤排尿	1. 多饮水:每日饮水量超过 2000ml,用于冲洗尿路上的细菌 和炎症物质,并且降低肾内高渗 环境,不利于细菌的繁殖 2. 勤排尿:白天每2～3小时排尿1 次,有尿意时及时排空膀胱
↓ 正确留取尿标本送检常规或者中段 尿培养	中段尿留取在用抗菌药物之前或在 停药5d后留取,尿液应在膀胱内 保留6h以上,清晨第一次尿为 宜,采集标本前充分清洁会阴部 皮肤,然后嘱患者排尿,用灭菌试 管留取中段尿,在1h内送检,否 则应置于4℃冰箱内保存

续表

↓	
遵医嘱给予有效抗生素、解痉及碱化尿液的药物	
↓	
观察药物疗效及不良反应	
↓	
观察评价尿路刺激征缓解情况	
↓	
做好健康教育	1. 注意个人卫生,每天清洗会阴部,不穿紧身衣裤,局部有炎症时要及时诊治,必要时服中药治疗 2. 避免过度疲劳 3. 多饮水,每日 2000ml 4. 少憋尿,白天应每 2~3 小时排尿 1 次,伴有尿意时应及时排空膀胱 5. 有发病与性生活有关,可在房事后排尿,并口服抗生素等
↓	
遵医嘱在不同时期及时留取中段尿做尿培养	
↓	
做好记录	

质量标准

1. 患者舒适,安心接受治疗、护理
2. 患者了解预防保健知识
3. 与患者交流,观察病情

（十一）瘙痒患者的护理流程和质量标准

目的

1. 患者瘙痒减轻或者消失
2. 患者皮肤完整无破损

流程	备注
评估瘙痒的原因、部位、程度、伴随症状，观察皮肤的颜色、弹性、温度、湿度，皮肤的完整性 ↓	心理护理
剪短患者指（趾）甲，必要时给予戴手套，防止抓破皮肤 ↓	指导患者可用触摸、拍打的方式缓解瘙痒的感觉
指导分散患者注意力 ↓	
清洁皮肤 ↓	温水擦洗，避免用热水、乙醇及刺激性肥皂
每日更换内衣 ↓	宜穿纯棉内衣并保持床褥清洁、舒适
遵医嘱给予止痒药、抗组胺类药物 ↓	
观察药物疗效、不良反应 ↓	
因尿毒症毒素过高引起者加强透析，更换透析模式 ↓	
协助留取血标本，做血甲状旁腺素（PTH）值检测及甲状旁腺 ECT 检查	做好特殊检查的健康教育

续表

↓ 继发性甲状旁腺亢进症者做好术前 　配合及相关知识宣教 ↓ 评价瘙痒缓解情况 ↓ 做好记录	

质量标准　患者情绪稳定,瘙痒减轻,皮肤完整无破损

(十二)少尿与无尿患者的护理流程和质量标准

目的

1. 保证患者得到连续性护理
2. 患者无体液过多的并发症表现

流程	备注
评估少尿或无尿发生的原因、持续 　时间、程度	1. 少尿:成年人24h尿量<400ml 2. 无尿:成年人24h尿量<100ml 3. 常见于急、慢性肾衰竭
↓ 卧床休息	做好健康教育,预防感染
↓ 记录24h出入液量	入液量包括一切经静脉、肌肉、口服 　进入体内的物质的液体量;出液 　量包括尿量、呕吐物、排泄物、引 　流量、失血量、透析超滤量等
↓ 观察有无水过多症状 ↓	

1. 水肿者:观察水肿发生的时间、部位、性状、特点、程度,以及随时间的进展或消退情况→卧床休息→低盐饮食→评估皮肤情况,做好皮肤护理→准确记录24h 出入量→监测患者生命体征、腹围、体重的情况→严格控制入液量→根据医嘱使用利尿药等药物→观察药物的疗效和不良反应→评估水肿消长情况	湿化瓶内加 20%～30%乙醇湿化吸氧 强心药从半量使用,防止蓄积中毒
2. 患者出现呼吸困难、咳粉红色泡沫痰时,应立即协助患者采取端坐位,双腿下垂→吸氧(6～8L/min)→立即建立静脉通路→根据医嘱使用镇静、强心、利尿、扩血管、平喘药物→观察药物疗效和不良反应→联系血液透析→评价急性左侧心力衰竭缓解情况→做好记录	
↓ 观察有无高血钾征象	1. 高钾血症:血清钾＞5.5mmol/L 2. 表现:恶心、呕吐,手、足麻木,心率减慢,严重时出现心律失常,心房颤动或心搏骤停 3. 心电图改变:QRS 波变宽,T 波高耸 P-R 间期延长
↓	

一旦出现相应症状与体征时,立即建立静脉通路复测血钾→根据医嘱给予 10％葡萄糖酸钙,5％碳酸氢钠,高渗糖加胰岛素→严重高血钾应立即联系血液透析→评估高血钾纠正情况→做好记录	避免抽血不当导致血钾升高
↓	
观察有无代谢性酸中毒表现	呼吸深大而快,严重者可致呼吸肌麻痹,可导致呼吸肌麻痹、高血钾等
↓	
出现上述症状与体征时→协助患者卧床休息→吸氧→根据血气分析结果补碱→观察疗效及患者的呼吸频率、节律、深度、面色、心率、血压、神志等→严重酸中毒联系透析→评价酸中毒改善情况→做好记录	
↓	
观察有无恶心、呕吐、食欲缺乏、腹泻等消化道症状	
↓	
做好抽搐护理	
↓	
正确留取各项血,尿标本	无尿者一旦有尿及时留取标本,切勿弃去
↓	
观察有无进行性氮质血症表现	
↓	

观察有无肺部、尿路感染征象 ↓ 根据医嘱用药,观察药物疗效及不良反应 ↓ 严格控制水分摄入,保持出入液量平衡 ↓ 做好饮食指导,避免高钾食物摄入	入液量＝前一日出液量＋基础补液量 500ml 1. 给予高生物效价蛋白质,如牛奶、鸡蛋、瘦肉,非透析者给予 0.55～0.6g/(kg·d);血液透析患者给予 1.0～1.2g/(kg·d);腹膜透析患者给予 1.2～1.3g/(kg·d) 2. 含高钾的食物:水果(橘子、香蕉、橙子、柚子、椰子、榴莲等);蔬菜(土豆、蘑菇、菠菜、红辣椒、荠菜、香菇、姜等);所有干果(杏脯、杏子干、无花果、提子干);腌制食品(腌菜、酱菜等);海产品(虾米、紫菜)等
做好口腔、皮肤、泌尿道等部位护理 ↓ 做好相关透析知识教育 ↓ 评价尿量恢复情况 ↓ 做好记录	

质量标准

1. 严密观察病情变化,发现异常情况及时汇报
2. 做好患者的健康教育工作,包括休息、饮食、用药、预防保健等

(十三)肾区疼痛患者的护理流程和质量标准

目的

1. 保证患者得到连续性的护理

2. 患者疼痛得到及时处理,疼痛有所减轻或消失

流程	备注
观察疼痛的部位、性质、程度及伴随症状	做好心理护理,减轻焦虑
↓	
卧床休息,体位舒适	协助患者满足生活需要,指导患者从事一些感兴趣的活动
↓	
分散患者注意力	
↓	
肾区按摩、冷敷或热敷	
↓	
根据医嘱给予镇痛药、镇静药	
↓	
观察药物疗效及不良反应	做好健康教育
↓	
观察疼痛缓解情况	
↓	
做好记录	

质量标准

1. 患者能应用有效的方法缓解疼痛,不适感减轻或消失

2. 能有效地与患者交流

（十四）肾性高血压患者的护理流程和质量标准

目的

1. 患者高血压得到及时控制,不发生并发症

2. 保证患者得到连续性护理

流程	备注
观察血压情况,注意有无并发症 ↓	做好心理护理
卧床休息 ↓	起床宜慢,防止坠床
根据医嘱给予降血压药物 ↓	指导患者按时按量服药,不可随意增减或擅自停药
观察药物的疗效和不良反应 ↓	
评价降血压效果 ↓	降血压不宜过快、过低
评估患者对疾病及相关知识了解程度 ↓	
健康教育 ↓	健康教育包括饮食、运动、自我病情监测、服药等方面的知识
做好记录	

质量标准

1. 患者情绪稳定,舒适,安全

2. 患者能复述高血压的自我保健知识

(十五)肾性贫血患者的护理流程和质量标准

目的

1. 保证患者得到连续性护理

2. 患者贫血改善,不发生受伤

流程	备注
观察贫血症状和体征,发生的速度 与程度,密切观察生命体征 ↓ 卧床休息	外出时有他人陪同,防止受伤,起身 宜慢,防止一过性晕厥
↓ 吸氧 ↓ 遵医嘱给予促红细胞生成素、铁剂、 叶酸、维生素 B_{12} ,必要时输血	输血时严格执行"三查七对"
↓ 讲解药物的目的和注意事项	铁剂在饭后服用,服用时忌饮茶
↓ 观察药物疗效及不良反应	
↓ 定期监测血红蛋白(Hb)、血细胞比 容(HCT)、血清铁、总铁结合率 ↓等指标	
评估贫血改善状况	做好心理护理
↓ 做好记录	

质量标准

1. 患者安全,不发生受伤

2. 严格执行输血原则

（十六）失衡综合征患者的护理流程和质量标准

目的

1. 严格把握透析时机和首次透析时间，避免出现失衡综合征
2. 患者出现失衡综合征时能够得到及时处理

流程	备注
观察失衡综合征的表现和严重程度	失衡综合征表现：头痛、恶心、呕吐、抽搐、血压升高，严重者可有昏迷
↓	
了解首次透析时间及透析过程中病情，透析前后血尿素氮（BUN）、血肌酐（Cr）值	预防措施：首次透析时缩短透析时间，每小时静脉注射50％葡萄糖注射液40ml，采用高钠、碳酸氢盐透析液
↓	
向患者解释发生的原因	做好心理护理
↓	
安慰患者，安置舒适的体位	
↓	
评估头痛性质、程度，观察呕吐物性质、颜色	
↓	
记录呕吐物的量	
↓	
做好呕吐患者的口腔护理	
↓	
建立静脉通路	
↓	
根据医嘱予高渗糖、高渗钠和镇静药等	
↓	
评价失衡综合征改善情况	

↓

做好记录

质量标准

1. 患者安全、舒适

2. 正确识别失衡综合征表现,及时发现异常情况并正确处理

(十七)水肿患者的护理流程和质量标准

目的

1. 患者得到连续的护理

2. 患者水肿减轻或消退

3. 患者皮肤完整无破损

流程	备注
观察水肿发生的时间、部位、性质、特点、程度及随时间的进展或消退情况	护理过程做好患者的心理护理
↓	
卧床休息	有胸腔积液、腹水者半卧位休息,抬高双下肢
↓	
低盐饮食,评估皮肤情况	定时翻身,做好皮肤护理
↓	
准确记录 24h 出入液量,监测患者生命体征、体重、腹围变化	入液量包括一切经静脉、肌肉、口服进体内的物质的液体量;出液量包括尿量、呕吐物、排泄物、引流液、失血量、透析超滤量等
↓	
建立静脉通道	

↓ 严格控制入液量 ↓ 根据医嘱使用利尿药、肾上腺糖皮 　质激素或其他免疫抑制药 ↓ 做好药物健康教育 ↓ 观察药物疗效和不良反应 ↓ 遵医嘱及时留取尿标本	24h尿留取:当日晨 7:00 排尿弃去 　后,每一次尿液包括次日晨 7:00, 　最后一次尿液,均留在广口清洁、 　带盖的容器内,混匀、量取总量, 　记录并取适量送检
↓ 继续监测血压、体重、腹围、尿量等 　指标 ↓ 评价水肿消长情况 ↓ 做好记录	

质量标准

1. 患者了解饮食、药物、休息方面的知识

2. 及时发现水肿的并发症

3. 患者安全、舒适、皮肤完整无破损

4. 及时准确完成药物治疗

（十八）酸中毒患者的护理流程和质量标准

目的

1. 保证患者得到连续的护理
2. 保证患者酸中毒得到及时处理

流程	备注
观察呼吸频率、深度、节律、气味,面色、心率、血压、神志	做好心理护理
↓	
卧床休息	
↓	
氧气吸入	
↓	
协助正确抽取血标本,监测血气、电解质和肝肾功能	合并高血钾时及时处理
↓	
建立静脉通道	
↓	
根据医嘱给予补碱	补碱不宜过快、过多,以防出现医源性碱中毒
↓	
严重酸中毒做好透析前准备	
↓	
评价酸中毒改善状况	
↓	
做好记录	

质量标准

1. 患者情绪稳定,配合治疗
2. 患者血气分析结果满意

(十九)血尿患者的护理流程及质量标准

目的

1. 患者焦虑、恐惧减轻
2. 患者血尿消失或减轻

流程	备注
观察血尿发生的时间、性状,有无血凝块 ↓	做好心理护理,及时倾倒血性尿液,避免恶性刺激
记录排尿次数及尿量,监测患者生命体征尤其是血压 ↓	
卧床休息 ↓	肉眼血尿者应绝对卧床休息,做好生活护理
多饮水,勤排尿 ↓	
遵医嘱使用止血药物 ↓	做好药物、健康教育
观察药物疗效及不良反应 ↓	
协助留取尿标本 ↓	
做好特殊检查,如膀胱镜、静脉肾盂造影前后配合 ↓	做好特殊检查的健康教育
评价血尿改善情况 ↓	
做好记录	

质量标准

1. 患者血尿消失或减轻
2. 患者理解卧床休息的目的,愿意配合,安心接受治疗

七、休克护理流程及质量标准

目的　通过对患者有效地评估,正确采取护理措施并实施有效医疗抢救和生命支持

流程	备注
护理评估	1. 生命体征、神志等变化
	2. 精神状态,皮肤色泽、温度、湿度、出血点、瘀斑,口唇、甲床有无发绀,四肢是否厥冷,了解微循环灌流情况
	3. 水、电解质、酸碱失衡,有无口渴、恶心、呕吐、皮肤弹性改变、呼吸频率和节律改变等
	4. 创伤性休克者,评估伤口出血;感染性休克者,重点观察体温改变;心源性休克者,观察心率和心律变化
↓	
中凹休克体位	与平卧位交替,躁动者使用护栏或约束带
↓	
保暖:防止寒冷加重微循环衰竭	调高室温或使用热水袋,水温不超过50℃
↓	
吸氧:保持呼吸道通畅	取出活动义齿;抽搐频繁者用牙垫,防止咬伤舌;及时吸痰、拍背预防吸入性肺炎
↓	

建立两条有效静脉输液通道 ↓ 密切观察病情变化 ↓ 记录	使用升血压药者,观察血压改变,防止液体外渗

质量标准

1. 评估准确,流程到位,快速有效开展抢救
2. 物品齐全、设备功能到位
3. 理论知识扎实,医护合作好

相关知识

1. 休克定义:休克是全身有效循环血量明显下降,引起组织器官灌注量急剧减少,导致组织细胞缺氧及器官功能障碍的临床病理生理过程。有效循环血量明显降低和器官组织低灌注是休克的血流动力学特征,组织缺氧是休克的本质,其最终结果是多器官功能障碍综合征(MODS)。严格来说,休克是多种原因引起的具有相同或相似临床表现的一组临床综合征。

2. 休克按照病因和病理生理特点分为低血容量性休克、感染性休克、心源性休克、过敏性休克、神经源性休克。

3. 休克体位:采取中凹体位,即床头抬高 20°～30°,下肢抬高 15°～20°,以利静脉回流,防止脑缺血。

4. 对休克患者临床观察的基本要点:意识状态、肢体温度和色泽、血压、心率或脉搏、尿量、呼吸、体温。

(一)过敏性休克护理流程及质量标准

目的　通过对患者有效地评估,去除和预防过敏原,正确采取护理措施并实施有效医疗抢救和生命支持

流程	备注
护理评估	1. 生命体征、神志、尿量 2. 精神状况,皮肤色泽、温度与湿度 3. 微循环灌注 4. 有无支气管痉挛、脑水肿、肺水肿
↓	
停止或消除引起变态反应的物质	
↓	
就地抢救、平卧或休克体位	
↓	
皮下或肌内注射 0.1% 肾上腺素 0.5～1mg(儿童酌减)	症状不缓解时:按医嘱处理 20～30min 后,再次皮下或肌内注射 0.5mg
↓	
建立有效静脉输液通道	
↓	
保暖	防止寒冷加重循环衰竭
↓	
吸氧	改善缺氧症状:呼吸抑制→尼可刹米、洛贝林;呼吸停止→人工呼吸;喉头水肿或明显呼吸困难→气管切开

↓	
按医嘱用药	1. 地塞米松 5～10mg 静脉注射/氢化可的松 100～200mg＋500ml 葡萄糖溶液静脉滴注
	2. 抗组胺类药物使用：异丙嗪、苯海拉明
	3. 血管活性药物使用：多巴胺、间羟胺
↓	
心搏骤停	心肺复苏术
↓	
再次评估生命体征、尿量等	针对性抢救及护理
↓	
记录	

质量标准

1. 评估准确，流程到位，快速有效开展抢救
2. 物品齐全、设备功能到位
3. 理论知识扎实，医护合作好

相关知识

肾上腺素是抢救过敏性休克的首选药物，具有收缩血管、增加外周阻力、提升血压、兴奋心肌、增加心排血量及松弛支气管平滑肌等作用。

（二）低血容量性休克护理流程及质量标准

目的 通过对患者有效地评估,控制出血并恢复有效循环血量,正确采取护理措施并实施有效医疗抢救和生命支持

流程	备注
护理评估	1. 生命体征、神志、尿量 2. 精神状况,皮肤色泽、温度与湿度 3. 微循环灌注
↓	
迅速补充血容量,恢复有效循环血量	输血、输液,并监测中心静脉压[正常值 5～12cmH₂O(1cmH₂O＝0.098kPa)]
↓	
休克体位	
↓	
建立有效静脉输液通道	
↓	
保暖	防止寒冷加重循环衰竭
↓	
保持呼吸道通畅,及时给氧:40%氧浓度,2～4L/min氧流量	改善缺氧症状:呼吸困难→气管内插管或气管切开;尽早使用呼吸机辅助呼吸;观察呼吸形态;监测动脉血气,了解缺氧程度
↓	
碱性溶液纠正酸中毒	5%碳酸氢钠或乳酸钠
↓	

改善心功能	洋地黄制剂:毛花苷 C 等,增加心肌收缩力
↓	
去除休克病因	内脏出血、消化道出血不止者,应在休克症状有所缓解后及早手术;重症患者应边抗休克边手术止血
↓	
密切观察病情	神志、瞳孔变化;生命体征 15～20min 测量 1 次;皮肤温度、色泽、湿度、末梢循环;准确记录液体出入量及尿量

质量标准

1. 评估准确,流程到位,快速有效开展抢救
2. 物品齐全、设备功能到位
3. 理论知识扎实,医护合作好

相关知识

1. 血管活性药物使用的护理

(1)开始使用升血压药或更换升血压药时,应 5～10min 测量血压 1 次,根据血压的高低调节药物浓度及滴数。

(2)静脉滴注升血压药时,切忌药物外渗,以免引起局部组织坏死。

(3)长期输液的患者,每 24 小时更换 1 次输液管,并注意保护血管。

2. 中心静脉压的监测 中心静脉压正常值为 5～12cmH$_2$O;若>20cmH$_2$O,提示心功能不全并有发生肺水肿的危险;若<5cmH$_2$O,提示液体入量不足,应继续加速输液速度。

(三)心源性休克护理流程及质量标准

目的　通过对患者有效地评估,正确采取护理措施并实施有效医疗抢救和生命支持

流程	备注
护理评估	1. 心率、血压、心电图、生命体征等 2. 尿量、末梢微循环灌注 3. 精神状况,皮肤色泽、温度与湿度
↓	
给氧	40%氧浓度,2～4L/min 氧流量,休克解除后减至 1～2L/min
↓	
建立有效静脉输液通道	根据心率、血压等情况,调节输液速度
↓	
尿量观察	留置导尿管观察每小时尿量,如血压上升,而尿量仍很少,考虑发生急性肾衰竭,需及时处理
↓	
保暖	防止寒冷加重循环衰竭
↓	
血压、脉搏、末梢循环的观察	
↓	
心电图监护	识别心电图形,出现异常及时处理;备好抗心律失常药;随时做好除颤和起搏的准备

↓	
基础护理工作	

质量标准

1. 评估准确,流程到位,快速有效开展抢救

2. 物品齐全、设备功能到位

3. 理论知识扎实,医护合作好

相关知识

血压、脉搏、末梢循环的观察要点如下所述。

1. 在发病几小时内应严格观察血压,每 15～30 分钟 1 次,待病情稳定后每 1～2 小时观察 1 次;若收缩压下降到 <80mmHg(1mmHg=0.133kPa),脉压差 <20mmHg 或患者原有高血压,血压的数值较原血压下降 20～30mmHg,立即通知医师处理。

2. 密切观察脉搏:在某种程度上,脉搏反映了心功能。

3. 密切观察口唇、黏膜、甲床及四肢末梢循环,这也是休克病情变化的一个标志。

(四)感染性休克护理流程及质量标准

目的　通过对患者有效地评估,正确采取护理措施并实施有效医疗抢救和生命支持

流程	备注
护理评估	1. 生命体征等
	2. 尿量、末梢微循环灌注
	3. 精神状况,皮肤色泽、温度与湿度
↓	
建立有效静脉输液通道	根据心率、血压等病情变化,调节输液速度

尽早应用广谱抗生素,控制感染	确诊并 1h 内遵医嘱静脉给予广谱抗生素
↓	
早期有效清除病灶	
↓	
有效给氧	
↓	
动态观察病情变化	一看二听三摸四测量
↓	
容量复苏护理	
↓	
使用血管活性药物护理	
↓	
基础护理	口腔护理每天 2 次,会阴护理每天 3 次,中心静脉置管护理每天 1 次,预防皮肤感染及臀红发生

质量标准

1. 评估准确,流程到位,快速有效开展抢救
2. 物品齐全、设备功能到位
3. 理论知识扎实,医护合作好

相关知识

1. 判断是否有休克的征象或休克好转采用"一看二听三摸四测量"

一看:神志淡漠,皮肤四肢苍白或发绀,表浅静脉萎陷,毛细血管充盈时间延长($>2s$)。

二听:听呼吸音,观察呼吸道通畅情况,鼓励患者深呼吸,有效咳嗽排痰,每 2 小时给予翻身、叩背,并加强超声雾化吸入,促进痰液排出。不论休克程度如何都要立即给氧,迅速提高血氧浓度。

三摸:注意有无脉搏快、细弱,皮肤、四肢湿冷等情况。

四测量:使用多功能监护仪监测血压、心率、呼吸、脉率、体温,根据病情及时、按时、定时记录并分析。测量体温每 4 小时 1 次,高热者给予物理降温,体温不升时调节室温至 20℃,给予被褥保暖。不宜用热水袋给体表加温,以免增加局部氧耗,加重组织缺氧。

2. 容量复苏护理

(1)迅速进行容量复苏治疗,遵医嘱以 0.9%氯化钠溶液、平衡液、5%葡萄糖氯化钠溶液等扩容治疗。

(2)补液的速度和量根据血压、中心静脉压、尿量、心率、心音、呼吸及患者的临床反应来决定。

(3)原则:早期快速、足量补液,在 6h 内达到复苏目标,即中心静脉压 8~12mmH$_2$O,平均动脉压≥65mmHg,尿量≥0.5ml/(kg·h)。

(4)达到复苏目标后,及时减慢补液速度和减少补液量。

（五）神经源性休克护理流程及质量标准

目的 通过对患者有效地评估，正确采取护理措施并实施有效医疗抢救和生命支持

流程	备注
护理评估	1. 生命体征等
	2. 尿量、末梢微循环灌注
	3. 精神状况，皮肤色泽、温度与湿度
↓	
平卧、吸氧	有效给氧
↓	
皮下注射或肌内注射肾上腺素0.5～1mg，必要时间隔 5～15min 再注射 1 次	
↓	
建立有效静脉输液通道	扩容、肾上腺皮质激素和血管活性药物使用，如间羟胺或少量去甲肾上腺素静脉滴注
↓	
镇痛	遵医嘱使用镇痛药
↓	
治疗原发病	去除发病诱因

质量标准

1. 评估准确，流程到位，快速、有效开展抢救
2. 物品齐全、设备功能到位
3. 理论知识扎实，医护合作好

八、动、静脉内瘘血管吻合术前、术后护理流程

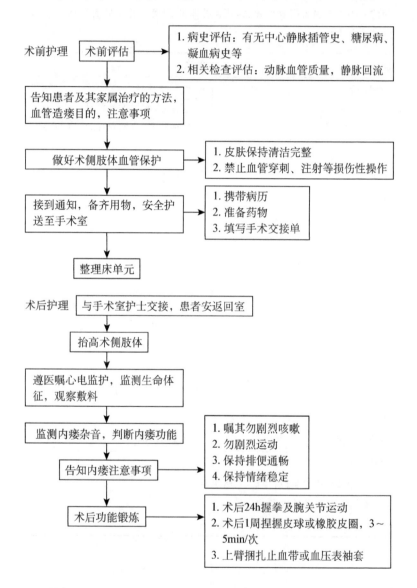

术前护理　术前评估 → 1. 病史评估：有无中心静脉插管史、糖尿病、凝血病史等
2. 相关检查评估：动脉血管质量，静脉回流

告知患者及其家属治疗的方法，血管造瘘目的，注意事项

做好术侧肢体血管保护 → 1. 皮肤保持清洁完整
2. 禁止血管穿刺、注射等损伤性操作

接到通知，备齐用物，安全护送至手术室 → 1. 携带病历
2. 准备药物
3. 填写手术交接单

整理床单元

术后护理　与手术室护士交接，患者安返回室

抬高术侧肢体

遵医嘱心电监护，监测生命体征，观察敷料

监测内瘘杂音，判断内瘘功能

告知内瘘注意事项 → 1. 嘱其勿剧烈咳嗽
2. 勿剧烈运动
3. 保持排便通畅
4. 保持情绪稳定

术后功能锻炼 → 1. 术后24h握拳及腕关节运动
2. 术后1周捏握皮球或橡胶皮圈，3～5min/次
3. 上臂捆扎止血带或血压表袖套

九、甲状旁腺手术护理流程

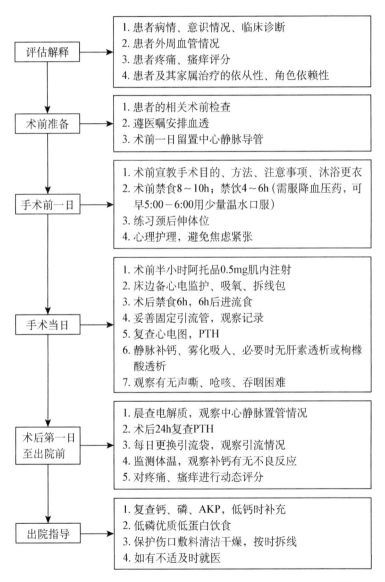

评估解释
1. 患者病情、意识情况、临床诊断
2. 患者外周血管情况
3. 患者疼痛、瘙痒评分
4. 患者及其家属治疗的依从性、角色依赖性

术前准备
1. 患者的相关术前检查
2. 遵医嘱安排血透
3. 术前一日留置中心静脉导管

手术前一日
1. 术前宣教手术目的、方法、注意事项、沐浴更衣
2. 术前禁食8～10h；禁饮4～6h（需服降血压药，可早5:00-6:00用少量温水口服）
3. 练习颈后伸体位
4. 心理护理，避免焦虑紧张

手术当日
1. 术前半小时阿托品0.5mg肌内注射
2. 床边备心电监护、吸氧、拆线包
3. 术后禁食6h，6h后进流食
4. 妥善固定引流管，观察记录
5. 复查心电图、PTH
6. 静脉补钙、雾化吸入、必要时无肝素透析或枸橼酸透析
7. 观察有无声嘶、呛咳、吞咽困难

术后第一日至出院前
1. 晨查电解质，观察中心静脉置管情况
2. 术后24h复查PTH
3. 每日更换引流袋，观察引流情况
4. 监测体温，观察补钙有无不良反应
5. 对疼痛、瘙痒进行动态评分

出院指导
1. 复查钙、磷、AKP，低钙时补充
2. 低磷优质低蛋白饮食
3. 保护伤口敷料清洁干燥，按时拆线
4. 如有不适及时就医

十、血液透析患者用药管理流程

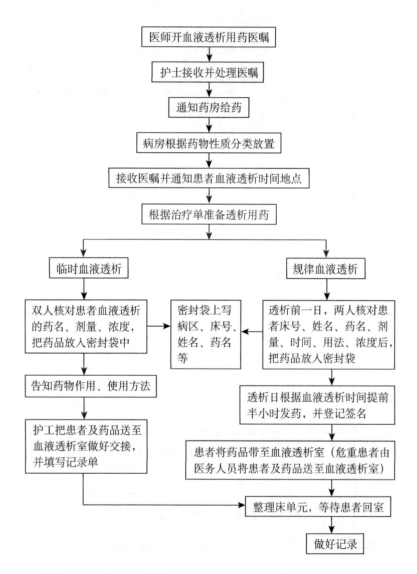

十一、血液透析患者转运流程

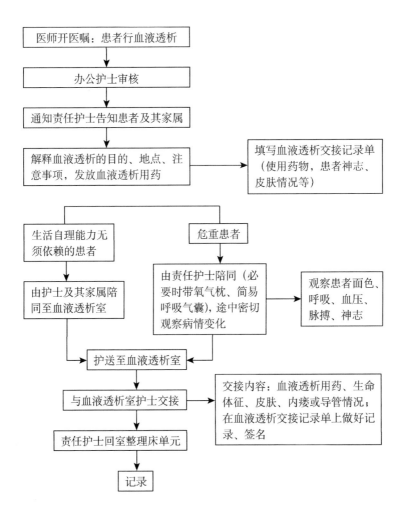

第 5 章

血液净化中心工作制度

一、血液净化中心质量管理制度

1. 在科主任的领导下,成立质量管理小组(QC 小组),有计划、有目的、有序的开展工作。

2. 质量管理小组成员包括科主任、医疗主任、护士长、质控护士、科秘书等在内的科室成员。

3. 原则上每月开会一次,讨论上月的科室质量管理情况,制订下月的工作计划和质量管理工作重点。

4. 建立合理、规范的血液透析治疗流程,对相关制度、岗位职责、技术规范、操作规程进行检查和落实。

5. 对医疗、护理质量问题及时汇报,对重点环节和影响医疗护理安全的高危因素进行监测、分析和反馈,科主任要随时召开质量管理小组会议,拿出方案提出控制措施尽快解决。

6. 建立血液透析管理信息系统,加强追踪和质量监测,分析相关数据,制订严格的医疗、护理服务规范和质量管理目标,促进质量持续改进。

7. 严格执行各项规章制度,奖罚分明,提高防范意识、安全意识,认真做好质量管理工作。

二、血液透析充分性评估制度

为了提高血液净化中心患者的生存率与生活质量,必须高度重视透析的充分性的评估,故制订本制度。

1. 评估频率　每月 1 次,如患者对血液透析医从性较差,迟到或提前结束或治疗中因低血压、心绞痛发作等而缩短透析时间,应增加评估频率。

2. 血液透析充分性评估方法

(1)临床评价:患者每次接受血液透析治疗前,医师询问患者症状、了解饮食情况、测量血压及称量患者体重,根据临床需要进行干体重的调整和超滤量的设定处理。

(2)通过血尿素氮测定评估血液透析充分性

A. URR 计算公式

$$URR = 100 \times (1 - Ct/Co)$$

【Co——透析前尿素氮浓度,Ct——透析后尿素氮浓度】

B. Kt/V 计算公式

$$Kt/V = -In(R - 0.008 \times t) + (4 - 3.5 \times R) \times UF/W$$

【In——自然对数,R——透析后 BUN 与透析前 BUN 比值,t——透析时间(h),UF——超滤量(L),W——透析后体重(kg)】

为了准确地测定需要透析充分性指标,采集血标本方法必须准确。应在同一次透析前、后采集标本,实验室检查也应在同一批检测 BUN 浓度。透析前血标本应在进针后立即从瘘管取血(针内应不含任何预冲液),透析结束时,将超滤设置为零,血流量减至 50～100ml/min,然后停泵 10s 后,再从动脉管路采血,以免过高估计透析的充分性。

(3)其他检查:血红蛋白、胸部 X 线片、钙磷代谢、iPTH 等相关辅助检查。

3. 血液透析充分性的标准

(1)患者自我感觉良好。

(2)血压控制良好。

(3)没有明显的液体负荷。

(4)轻微酸中毒。

(5)血清白蛋白≥35g/L。

(6)血红蛋白≥100g/L,血细胞比容>30%。

(7)肾性骨病轻微。

(8)Kt/V≥1.3,URR≥70%,nPCR>1.0g/(kg·d)。

4. 其他　对血液透析不充分的患者应该检查其透析器功能、血管通路、治疗时间、透析中症状等,从而评价透析是否恰当,是否需要调整透析方案。

三、血液净化中心岗位设置有关规定

1. 严格遵守国家的法律法规,借鉴医院及科室的实际,制订本相关规定。

2. 肾病中心下属血液净化中心、肾病治疗病区及肾病研究所,均在科主任负责制下开展医疗护理工作,为医教研为一体的学科。

3. 血液净化中心医师配置:所有医师均为肾病专业执业医师,并具有专业医师进修或上岗证书,每10台血液透析机器设立医师1名。副高职称以上人员承担医疗行政管理职务,负责所有医疗行政管理工作。

4. 血液净化中心护士配置:所有护士均为注册护士,并具有专业护士上岗证书,每5台或6台透析机器配备护士1名,有专科护士,各层级护理人员结构合理。设立中级以上护理人员为护士长,承担护理行政管理职务,负责所有护理行政管理工作。

5. 血液净化中心设立学历资格合格的专职工程师2名,兼职技师1名,均根据国家有关规定进行相关设备培训,具备上岗证书。负责专业机器正常安全运行。

6. 在出现设备增加或患者增多,开设加班情况下,医师人员由科主任科内协调或向医院医务处报备协调解决。护士人员由护士长向科主任报备，向护理部申请，由院护理部统一调配，再经过科室 3 个月入科培训、6 个月入门培训、1 年专业培训、3 年高层次培训等取得上岗资格证并成为专业护士。

四、血液净化中心护理岗位配置制度

1. 在护理部、科主任的领导下开展血液净化护理工作，严格遵守国家的法律法规。

2. 血液净化中心护士配置：所有护士均为注册护士，护士长或护理组长应由具备一定透析护理经验的中级以上专业技术职务任职资格的注册护士担任。承担并负责护理行政管理职务。

3. 每 5 台或 6 台血液透析机器至少配备 1 名护士，CRRT 特殊血液净化机器每台至少配备 1 名护士。有专科护士存在，各层级护理人员结构合理。

4. 依法执行血液净化护理人员的资质准入管理，护士应具有 3 个月以上三级医院血液透析工作经历或培训经历，并获得相关培训合格证书。

5. 在出现设备增加或患者增多、开设加班情况下，有科室护理人员弹性调配方案及护理部保障岗位配置管理措施，由院统一调配，经过科室入科培训、6 个月入门培训、1 年专业培训、3 年高层次培训等取得上岗资格证并成为专业护士。

6. 护理部及科室对护士履职能力进行定期评价，各岗位配置符合规范，绩效考核与评优、晋升、薪酬挂钩，有记录。

五、血液净化中心护理人员培训管理制度

1. 在护理部护理人员培训机构及专科护理培训指导小组领导下开展护理培训工作。

2. 制订血液净化中心护士三基三严培训计划：理论（应知应会、职责、制度、常规、流程、应急预案等）、操作（基础、专科）覆盖

率 100%,达标率 100%,有记录。

3. 护士规范化培训实行导师制,专人带教,有阶段性培训计划,年资 6 个月内护士每周、年资 6～12 个月护士每 2 周、年资 1～3 年护士每月进行理论、操作培训个不少于 1 次,每月考核,达标率 100%,对导师定期考核,与绩效挂钩。

4. 按照《专科护理领域护理培训大纲》等要求制订具有专科特色的专科培训计划,依据护士分级进阶体系的岗位准入审核要求进行分层培训,做到能级对应,定期组织培训与考核;有本科和专科护理人才培养目标、培训并组织实施,落实高级职称人员、专科护士使用管理规定。

5. 有危重患者护理理论和技术培训计划,对危重患者护理常规及抢救技能、生命支持设备操作、患者病情评估与处理、紧急处置能力有考核。

6. 每月落实血液净化中心护理人员紧急、意外及常见并发症考核检查或演练培训。

7. 熟练掌握心肺复苏的三个阶段的 ABCD 四步法的技能,有考核、有评价、有记录。

8. 每周进行业务学习,全科护理人员参与,有实效。

9. 护士长或责任组长每周进行床边查房,有记录,查房结果与护士考核挂钩。

10. 有医技工、保洁员培训计划,考核合格后上岗,并有记录。

11. 参加针对性的继续教育培训,继续教育达标率 100%。

六、血液净化中心护理工作制度

1. 血液净化中心护理人员按照护理部及护士长的工作安排,遵守护理核心制度和专科工作制度,有计划完成责任护理工作。

2. 护理人员必须严格遵守无菌技术操作原则和感染管理制度等专科工作制度,保证血液透析治疗安全顺利进行。

3. 护理人员进入工作区域必须穿工作衣裤,更换清洁鞋,戴口罩、帽子,防止交叉感染的发生。

4. 血液透析治疗环境应保持安全、安静、整洁,严禁随地吐痰及室内吸烟。

5. 血液透析治疗机器设备应定期维护、妥善保管和使用。

6. 急救药品、物品齐全,对剧毒药物应有明显标识,班班交接并有记录。

7. 对每月透析治疗数量、消耗品进出量、费用收支量等详细记录做好登记工作。

8. 定期对透析用水、透析液、置换液、空气、医务人员的手、工作台面等进行细菌学检测。

9. 血液净化中心制订各项应急预案与处置流程,每天治疗结束前检查电源、水源等。

10. 建立建全各种资料保管登记制度。

七、血液净化中心重点环节及高危因素安全管理制度

1. 在科主任领导下,由科主任、中心主任、护士长等成立安全管理小组,全面负责血液净化中心安全管理工作。

2. 学习国家的法律法规,严格按照国家的有关规定开展医疗护理工作。

3. 寻找和排查血液净化中心医疗、护理及管理等高危因素,对其中寻找到的重点环节,制订和落实各项应急预案与处置流程,并人人学习、演练和掌握。

4. 医疗和护理各级各类人员的职责分明、制度明确、流程合理、责任到位,确保在岗尽职,杜绝可能的医疗、护理、管理等安全隐患。

5. 严格执行消毒隔离制度和感染控制管理,保证血液透析用水安全,减少和杜绝院内感染的发生。

6. 制订和落实机器设备使用保养管理制度,确保患者血液透

析治疗设备安全。

7. 血液透析治疗所用医疗用品和护理用具三证齐全,严格执行国家的使用制度。

8. 为患者服务和进行的各项治疗和操作,有告知程序、知情同意及操作 SOP,保证患者治疗安全和权利得到体现。

八、血液净化中心专科操作查对执行制度

1. 三查对制度
(1)操作处置前查;
(2)操作处置中查;
(3)操作处置后查。

2. 七对制度
(1)对透析液 A、B 透析液液吸管;
(2)对患者治疗床位号或机器号;
(3)对患者姓名、性别、年龄;
(4)对相关病毒性血清学标记;
(5)对血液透析治疗参数及模式;
(6)对患者抗凝剂种类及剂量;
(7)对血管通路 A-V 与血路管道连接。

3. 一注意 注意透析治疗全过程的观察。

4. 六执行
(1)执行消毒隔离制度;
(2)执行操作流程 SOP;
(3)执行透析过程的巡视规范;
(4)执行透析用水的监测制度;
(5)执行血液透析质量管理制度;
(6)执行血液透析安全管理制度。

附1：血液净化中心医嘱查对执行流程

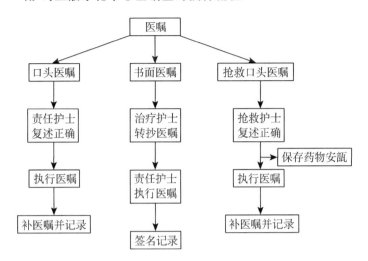

九、血液净化中心责任护士血液透析治疗巡视工作规范

1. 工作内容

（1）核对上机血液透析医嘱，书写血液透析记录单或在计算机/iPad上记录。

（2）测血压每小时1次，必要时遵医嘱增加监测次数或使用心电监护装置。

（3）血管通路检查每30分钟1次，在血管通路故障时增加检查频率和次数。

（4）机器检查每30分钟1次，异常状态下呼叫工程师或寻求其他帮助。

（5）配制和执行血液透析期间用药医嘱，执行血液透析临时医嘱。

（6）安排和准备下一班次血液透析治疗物品。

（7）帮助或协助完成生活护理，做好心理疏导和健康教育。

2．工作制度

（1）执行血液净化中心相关工作制度及操作 SOP。

（2）实行责任制护理，需要时护理工作分工不分家，营造和谐的工作氛围。

（3）工作期间严禁脱岗，严禁上班干私活，严禁上班时间玩手机。

（4）认真细致做好巡视监护工作、基础护理工作，满足患者生活护理需要。

3．相关工作程序

步骤	内容	备注
第一步	评估病情，呼唤患者，患者愿意合作	
第二步	按 SOP 进行血压测定	血压监每小时 1 次
第三步	检查血管通路，将穿刺部位完全暴露于视野下	
第四步	观察穿刺部位有无血肿及渗血，穿刺针有无移位及滑脱	
第五步	检查各接头有无漏血，血管通路有无扭曲、打折	
第六步	再次确定血管通路固定可靠（眼看、手摸）	血管通路检查每 30 分钟 1 次
第七步	检查机器运行，机器显示屏数据是否与医嘱一致	
第八步	血液透析时间、每小时超滤量、总超滤量、电导度、血流量、肝素泵速、静脉压、跨膜压、透析液流量等	机器检查每 30 分钟 1 次
第九步	机器报警时，首先关闭血泵并读懂报警提示，然后做相应处理	
第十步	将监测结果记录于血液透析记录单相应的时间内	

十、血液净化中心护理人员排班制度

1. 在护理部指导下由血液净化中心护士长完成护理人员的排班工作,并交护理部保管备查。

2. 认真执行医院和科室关于排班、休息、休假等规章制度和有关规定。严格按照排班表中的班次上班,严禁擅自换班、迟到早退,特殊情况须经主任护士长同意。

3. 排班过程中个人意愿服从科室需要,合理安排休息和工作。

4. 血液净化中心护士排班规定

(1)6d 工作制,每天工作 6h,每周工作时间 40h 之内。分上午班、下午班、晚班、连班、早晚班等班次。

(2)根据患者治疗情况合理安排护士和透析患者(机器数)比,一般在 1:(5~6)。

(3)护理人员固定房间,实行责任制护理,每年更换 1 次,必要时可微调。

(4)每天安排备班人员 1 名,时间从第一天 18:00 到第二天7:00。星期天备班为星期六 18:00 到星期一 7:00。

(5)备班人员手机开通,要求接到电话后最迟 30min 内到岗参与紧急抢救护理工作。

(6)如果遇到紧急情况或患者病情危急情况时,护士长、总责任护士手机 24h 开通,随叫随到并负责指导抢救和协调调度指挥工作。

(7)备班期间不能离开本地,如有特殊情况,需事先请假并换班。因电话不通畅或在外地不能及时到岗,延误抢救治疗工作时,追究相关人员责任,并按医院及科室的规章制度处理。

十一、血液净化中心感染管理制度

1. 血液净化中心设置在清洁、安静的Ⅲ类环境区域。

2. 血液净化中心设普通患者血液净化区、隔离患者血液净化区、更衣室、待诊室、治疗室、水处理室、库房、办公室等，布局合理，三通道合理，流程满足工作需要，符合医院感染控制要求。

3. 建立健全消毒隔离制度和工作流程。对存在的问题和缺陷有持续改进情况追踪评价和成效检查。

4. 建立医院感染控制监测制度，明确感染控制指标，开展环境卫生学监测和感染病例监测。对存在的问题和缺陷有持续改进追踪评价和成效检查。

5. 血液净化中心管理要求

(1)对血液透析机器每班每人次消毒，严格检测。

(2)透析器和透析血路管道等透析耗材严格按照卫计委规定一次性使用。

(3)工作人员定期体检，操作时必须严格消毒隔离，加强个人防护措施落实到位。

(4)护理人员进入血液净化中心应更衣、换鞋、戴帽子、戴口罩，严格洗手及使用洗手液，每人次操作更换手套。

(5)每半年对患者常规进行输血前八项等相关检查。肝炎病原学检查乙肝、丙肝指标阳性患者在隔离血液净化区域内进行透析治疗，固定床位，专机透析，采取相应的隔离和消毒措施。

(6)急诊患者应专机透析。

(7)加强对 A、B 透析液制备输入过程的质量监测。

(8)对血液透析治疗过程中出现发热反应的患者及时查找原因、做血培养等检查并采取有效的控制措施。

(9)必须定期对透析用水进行化学污染物、细菌培养和内毒素等检测。当疑有透析液污染并有严重感染病例时，应增加采样点，如原水口、反渗水出口、透析液配液口、置换液、透析液等，并及时进行监测。当检查结果超过干预指标时，须查找原因并复查。

附 2：血液透析感染控制处置流程

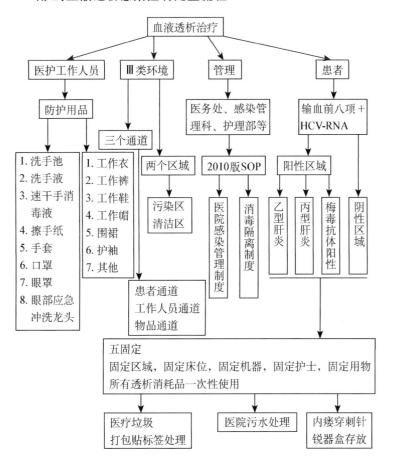

十二、血液净化中心消毒隔离制度

1. 工作人员必须严格遵守各项规章制度。进入血液净化中心必须穿工作衣裤、戴工作帽和口罩，在指定区域更鞋。

2. 进入和离开血液净化中心前，应严格消毒洗手，进行操作时严格执行无菌操作,每人次更换手套。

3. 每天定时使用空气净化器,并每班次开窗通风 0.5～1h,每天空气消毒,每季度空气培养 1 次。

4. 地面湿式清扫每天 2 次,拖把专用,定期消毒。

5. 按照规定每人次更换床单元物品并实行中间清场制。考虑实际工作,可以实行中间床单元覆盖并晚间更换的方法,减少空气污染。

6. 机器设备使用后每班每人次消毒,机器外壳及治疗车每班次用 500mg/L 爱尔施含氯消毒剂擦拭,并保持清洁和功能完好。

7. 必须定期检测反渗水、透析液、置换液相关内容,所有检测方法及结果参考美国 AAMI 标准。透析液的消毒、制备、输入工程应当在连续密闭的管道内完成。

(1)反渗水硬度及余氯每天检测 1 次。

(2)反渗水、透析液和置换液细菌培养每月 1 次。每年所有机器覆盖 1 次。

(3)反渗水、透析液和置换液内毒素检测每季度 1 次。每年所有机器覆盖 1 次。

(4)反渗水化学污染物检测每年 1 次。

8. 一次性透析耗材不得重复使用,使用完毕毁型处理并放入黄色垃圾袋。

9. 长期血液透析患者应每 6 个月定期做感染相关的检查,以便掌握病情变化及时诊断和治疗。

10. 探视者或其家属进入中心前,必须洗手,在指定点更鞋或穿鞋套。

十三、血液净化中心传染病患者隔离制度

1. 血液净化中心的布局和流程应满足工作需要,符合医院感染控制要求。

2. 血液净化中心分清洁区和污染区,有传染病患者专用血液

透析治疗区域。

3. 初次血液透析患者进行输血前八项检查,根据检查结果,分配到相应的区域透析治疗。每6个月复查,根据结果进行调整。

4. 根据检测结果分阴性区域、乙肝阳性区域、丙肝阳性区域、梅毒抗体阳性区域等治疗区域。所有患者尽可能做到专区、专机透析,固定机器、固定物品、固定护士。

5. 在专用血液透析治疗区域中,每个透析单元使用面积不少于3.2m²,环境安全、整洁,通风良好。

6. 向患者及其家属或授权委托人进行血液传播性疾病方面的解释说明,签署肾替代治疗选择血液透析治疗的知情同意书。

7. 医院感染管理部门与医务处、护理部对存在的问题与缺陷进行纠正与整改,持续追踪评价。

十四、血液净化中心不良事件无责报告制度

1. 对于发生不良事件的当事人,无论事件的严重程度如何均应当主动上报各级护理管理部门(不良事件24h内,重大不良事件应在第一时间内上报)。

2. 不良事件可以通过口头、书面、网报等形式上报。

3. 对于主动上报不良事件者,并未对患者造成严重后果和产生医疗纠纷者,给予保密并不予处罚。

4. 发生不良事件后要认真组织讨论,找出发生的关键原因,完善、重组或再造操作流程。如有明显成效的,经过护理部讨论,给予相应奖励。

5. 护理不良事件上报率≥15%,与护士长考核挂钩,给予加分。反则扣分。

6. 鼓励护理人员相互安全监督,对不良事件当事者隐瞒不报而由他人提供情况者,给予奖励。

7. 每季度由科室安全质量控制组对发生的案例组织护理安

全教育会议,防微杜渐,共同提高护理工作安全性。

十五、血液净化中心护理岗位职业防护制度

1. 血液净化中心护理人员在护理部、感染管理科、科主任及护士长领导下开展专业护理工作。

2. 护理人员学习并遵守国家的法律法规,遵守感染管理相关规定,遵守血液净化中心工作制度。

3. 个人防护要求:穿工作衣裤,更鞋,戴帽,戴口罩,戴面罩、手套每人次一用一更换,重视手卫生。

4. 特别强调为患者进行内瘘穿刺、导管护理、上下机操作过程中,以及处理血标本、污物、废弃物时要求使用手消液、戴手套、戴护目镜或面罩。

5. 血液净化中心设有眼部紧急冲洗龙头,用于紧急状态下用反渗水进行眼部应急冲洗处理。

6. 根据患者肝炎指标进行分类分区分床分机,采取相应的消毒隔离措施,固定机器、物品和护士。护理人员操作时必须注意消毒隔离,加强个人防护。

7. 加强针刺伤的防范,包括器具、措施、流程等,加强护理人员的学习教育培训演练。

8. 护理人员定期体检,体检内容包括检测肝炎指标,并采取相应的保护措施,预防感染事件的发生。

十六、住院患者转运血液净化中心治疗的安全制度

1. 按照医嘱转运住院患者到血液净化中心进行血液净化治疗,转运方式有步行、搀扶、轮椅、平车、推床等,由其家属和护工参与护送,重症患者或生命体征不稳定患者由医师或护士参与护送。

2. 转运过程中,有安全保障措施,轮椅、平车、推床有护栏或

约束带,重症患者备生命体征监护仪及抢救药物。

3. 制订住院患者转运血液净化中心治疗发生坠床/摔倒时的应急预案及程序。

4. 在血液透析治疗过程中,根据患者的病情判断患者存在的安全隐患,意识有障碍者、年老反应迟钝者等特殊患者允许其家属陪伴,并且有内瘘侧肢体的约束带、护架及标识。

5. 对不能转运至血液净化中心进行治疗的患者,经过病情评估,取得患者知情同意,建议转肾病重症监护病房(KCU)做CRRT 床边透析治疗。

6. 血液净化中心医务人员严格按照各项规章制度开展医疗护理工作。

十七、血液净化中心患者接诊登记报告及治疗排班管理制度

1. 肾病专科门诊严格实行首诊负责制,经首诊检查询问后安排来血液净化中心协商治疗相关事宜。根据国家的法律法规实行患者实名制管理,并进行相关信息登记和网报。

2. 血液净化中心医师制订治疗方案,由护士长或指定专人执行血液透析患者治疗排班工作。

3. 已经在他处进行血液透析患者,要求出具外院透析情况病程记录,签署知情同意书并进行相关检验检查,对患者进行规章制度、治疗原则等健康教育指导,由专人协商安排患者透析治疗等相关事宜。

4. 按照患者的治疗需求及医师的治疗医嘱,合理安排透析时间。

5. 按照患者的肝炎指标等进行分区域透析治疗。

6. 透析患者治疗在设备允许、环境允许情况下尽可能固定房间、固定机器、固定护士。

7. 血液透析治疗分三班,上午班、下午班、晚班,根据患者的排班调整护士和医师的排班人数。

8. 透析时间：上午班 7:30 开始，不迟于 8:30；下午班 12:30 开始，不迟于 13:30；晚班 17:30 开始，不迟于 18:00。

9. 患者需要临时更改透析治疗时间，需与排班护士长备案申请，护士长根据情况进行合理沟通和安排。

10. 对所有患者一视同仁，严格按照国家的法律法规开展医疗护理活动。

十八、血液净化中心透析病历和相关 医疗文档管理及登记制度

1. 透析病历包括患者首次透析病历、透析治疗记录单、病情变化记录、透析充分性评估记录、化验检查报告、长期和临时用药情况及各种知情同意书。

2. 知情同意书包括肾替代方式选择知情同意书、血液透析用透析器选择知情同意书、血管通路知情同意书等，在开展治疗前需要履行告知义务，做好签名记录及原件保存。

3. 透析病程记录若无特殊情况每月记录 1 次，每 3 个月阶段小结 1 次，遇有特殊情况随时记录。

4. 透析病历按照要求保存 5 年，由专人负责整理归档。

5. 认真做好中华医学会肾病分会的透析网报工作，及时上传相关信息。

十九、血液净化中心相关液体配制管理制度

1. 血液净化中心工作人员必须严格遵守医院及科室的各项规章制度，特别是感染管理制度和消毒隔离制度。

2. 严格执行卫生部《血液净化标准操作规程》(2010 版)，高度重视并规范化管理血液净化中心的相关液体配制工作。相关液体三证齐全。

3. 透析用相关液体配制工作人员在护士长和治疗护士指导下开展工作，有工作流程及培训相关记录，科室每年考核并颁发

培训合格上岗证书。

4. 工作人员有独立的个人防护用具,必须穿工作衣、裤,戴帽、口罩、手套、围裙、护袖等,必要时戴护目镜;有紧急眼部冲洗龙头,加强个人劳动保护。

5. 工作人员在配制特殊透析液时,有配制流程、有标签、有检测合格报告单及操作记录,并有治疗护士监督并进行质量管理。

6. 工作人员在配制机器消毒液时有流程、标签及相关记录。

7. 严格按照卫生部有关规定,对各种配液桶、废液桶、消毒液桶进行清洗消毒并记录。

附3:血液透析用消毒液配制流程

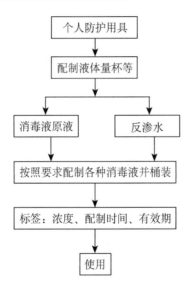

二十、血液净化中心一次性无菌 医疗物品管理制度

1. 一次性使用无菌医疗物品由医院采购中心统一集中采购,

医院感染管理科负责对物品的采购、使用和回收等环节进行监督检查。

2. 除血液透析专业用物品外,供应室负责一次性物品的领取、发放及回收工作,每日负责下收下送。

3. 血液透析用所有相关物品存放于阴凉干燥、通风良好的物架上,离地面≥20cm,离墙≥5cm,不得将包装破损、失效、霉变、过期物品发放临床使用。

4. 从医院采购中心领取的耗材有请领计划、使用登记,账目清楚,便于检查反馈。

5. 使用后的一次性物品经过分类、毁形后交医疗回收中心集中进行无害化处理,禁止重复使用和回流市场。

6. 对医疗垃圾要有发放请领单及回收记录,做到发出和回收物品数量基本相符。

7. 使用过程中,若发生热源反应、感染或其他异常情况,必须及时留取样本,做好详细记录,并及时上报医院感染管理科。

二十一、血液净化中心一次性耗材使用登记制度

1. 护士长每月中旬申报计划给医院采购中心。

2. 总务护士负责到医院库房领取,交科室仓库保管员入库,有入库单,入库单交护士长保存。

3. 治疗护士每天根据患者数量和所选耗材品种交保管员,保管员负责分发到各区,有出库清单。

4. 各区如有临时透析和急诊透析患者及床边 CRRT 耗材,均由治疗护士负责登记后发放。

5. 每班护士如在治疗过程中发现使用的耗材有质量问题及患者在使用过程中有不良反应,必须立即更换及停止治疗,汇报医师和护士长,所用耗材当场包裹封存,交相关部门处理。

6. 保管员统计日常每周出库品种和数量交治疗护士,治疗护

士把当月使用特殊耗材的品种和数量累计汇总报表交护士长,护士长汇总全月耗材使用情况,核算出库存量,并清点实际库存量,尽量做到零误差。

附4:一次性耗材使用流程

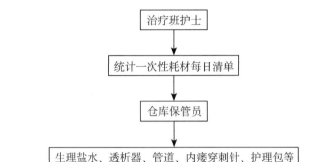

治疗班护士

↓

统计一次性耗材每日清单

↓

仓库保管员

↓

生理盐水、透析器、管道、内瘘穿刺针、护理包等

↓

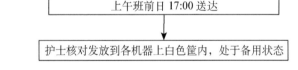

配送并发放到东院、B、C、D、3区及南区
下午班当日11:00送达
上午班前日17:00送达

↓

护士核对发放到各机器上白色筐内,处于备用状态

二十二、血液净化中心治疗费用收费制度

1. 严格执行国家、省、市、医保机构和医院的财务收费制度及有关法律法规。

2. 在科主任领导下,由护士长督查并指派专人负责血液净化中心的财务收费及管理。

3. 在政策范围内合理收费,不允许多收费、人情少收费、分解收费。

4. 出现疑难收费问题,请示科主任等上级领导后执行收费制度。

5. 每月有收入和支出报表上交医院存根,科主任处汇报并备案。

6. 财务账目清楚,随时接受患者查询及上级主管部门检查。

附5:血液净化中心临床运行数据收集流程

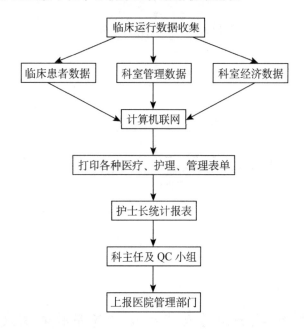

二十三、血液净化中心透析液、透析用水的质量监测制度

1. 血液净化中心的透析液、透析用水的质量监测在医院医务处、感染管理科的指导下,在科主任、分管主任、护士长的领导下,

在后勤水电气部门的协调下开展工作。科室由护士长、工程师及科室感染控制监控员具体负责。

2. 当怀疑有透析用水系统污染并发生严重感染病例时,应增加采样点,如原水口、反渗水出口、透析液配制口等,并及时进行监测,超过卫生部标准时,必须查找原因并进行复查。

附6:透析液、透析用水的质量监测流程

```
┌──────────────────────────┐     ┌──────────────────────┐
│ 工程师、护士长及专职人员负责 │◄────│   科室领导小组管理    │
└──────────────────────────┘     └──────────────────────┘
              │
              ▼
┌──────────────────────────┐     ┌──────────────────────┐
│ 每天水处理系统运行数据检测  │◄────│       工程师         │
└──────────────────────────┘     └──────────────────────┘
              │
              ▼
┌──────────────────────────┐     ┌──────────────────────┐
│ 每周反渗水硬度和余氯检测    │◄────│       工程师         │
└──────────────────────────┘     └──────────────────────┘
              │
              ▼
┌──────────────────────────┐     ┌──────────────────────┐
│ 每周透析液配制桶消毒       │◄────│   指定人员（护工）    │
└──────────────────────────┘     └──────────────────────┘
              │
              ▼
┌──────────────────────────┐     ┌──────────────────────┐
│ 每周透析液配制系统消毒     │◄────│ 感染控制监控员＋工程师 │
└──────────────────────────┘     └──────────────────────┘
              │
              ▼
┌──────────────────────────┐     ┌──────────────────────────┐
│ 每月反渗水、透析液、置换液  │◄────│ 感染控制监控员＋感染管理科专职 │
│ 细菌培养                  │     │ 人员                      │
└──────────────────────────┘     └──────────────────────────┘
              │
              ▼
┌──────────────────────────┐     ┌──────────────────────────┐
│ 每季度反渗水、透析液、置换  │◄────│ 感染控制监控员＋感染管理科专职 │
│ 液内毒素检测              │     │ 人员                      │
└──────────────────────────┘     └──────────────────────────┘
              │
              ▼
┌──────────────────────────┐     ┌──────────────────────────────┐
│ 每季度水处理系统化学消毒    │◄────│ 感染控制监控员＋感染管理科专职   │
│                          │     │ 人员＋工程师                  │
└──────────────────────────┘     └──────────────────────────────┘
              │
              ▼
┌──────────────────────────┐     ┌──────────────────────────────┐
│ 每年水处理系统微量元素、化  │◄────│ 感染控制监控员＋感染管理科专职   │
│ 学污染物检测              │     │ 人员＋工程师                  │
└──────────────────────────┘     └──────────────────────────────┘
```

附 7:透析液和透析用水的质量控制执行流程

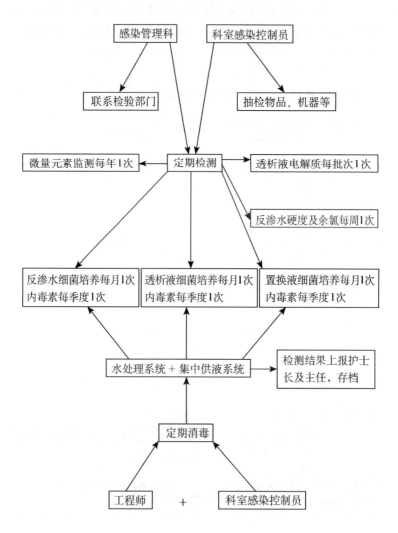

附8:血液净化中心水处理系统消毒流程

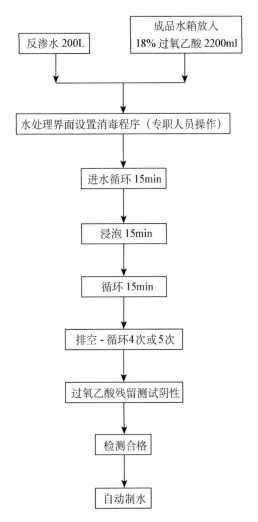

附9:血液净化中心透析液集中供液系统消毒流程

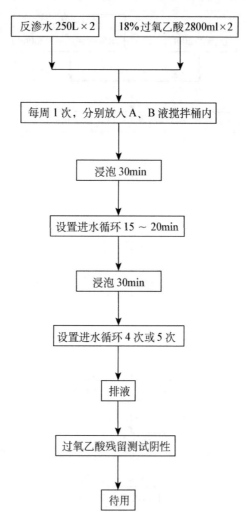

附 10:碳酸氢盐透析液 A 液配制流程

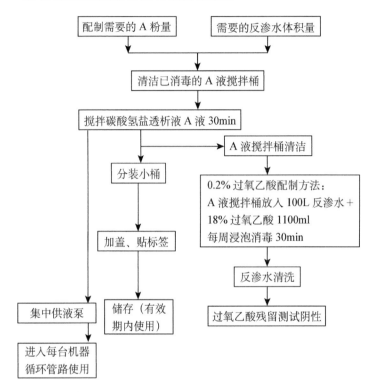

二十四、血液净化中心机器设备管理制度

1. 在科主任领导下,由具备资质的专人管理机器设备并进行维护和保养。

2. 制订机器设备的操作规范,定期进行设备使用维护学习培训和教育。

3. 建立机器设备档案,记录相关信息。实行机器设备日常使用、维修检查、配件耗材更换等登记。

4. 按照卫生部规范自觉、有计划进行机器设备检查和检测并有登记,同时接受省、市计量局等行政管理部门的检测检查。

5. 对有故障机器应及时维修,并经过检测合格后方可使用。不允许机器设备在使用状态进行修理。杜绝设备"带病"工作和使用,预防不可预测的设备使用不良反应及并发症发生。

6. 对存在的使用问题或者无法解决的故障及时向工程师、护士长及科主任汇报。

附11:血液透析机器设施有限处理流程

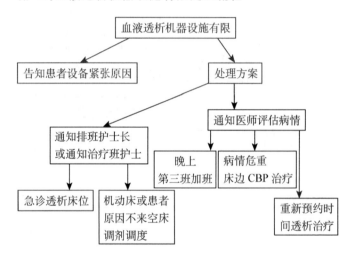

二十五、血液净化中心机器设备使用维护制度

1. 每天对机器设备工作情况进行巡视,对临床医疗护理人员反映的情况进行检查、说明和指导。

2. 每周对机器设备的运转情况,如供水压力、脱水稳定性、电导度显示值与实际值、清洗消毒程序等进行询问和检测。

3. 每6个月进行1次机器内部清理、除尘,对透析机器的血泵进行校正。

4. 每年进行机器设备技术安全性检查,包括温度±0.2℃,电导度±0.2,超滤脱水±0.2。

5. 及时记录每台机器设备的运行、维修情况,对维修经过进行总结。

6. 制订机器设备的操作规范SOP,不定期对机器操作人员(护士)进行培训和指导。

附12:血液透析机器的维护标准

1. 水处理

(1)建立水处理系统设备档案和日常维护记录,包括设备出厂信息、安装调试记录、故障排除记录及教育培训记录等。

(2)日常维护记录包括系统进水压力、过滤芯更换、软水和游离氯检测、反渗水电导度、产水量、反渗机器工作压力和系统消毒等情况。

①定期加再生盐,每次要求达到饱和,盐桶每季度清洗1次。

②石英砂过滤器:反冲每周2次或3次,每年更换1次。

③药用炭过滤器:反冲每周2次或3次,每年更换1次,每周检测下游水游离氯浓度。

④树脂软化器:1～2年更换1次,每周监测下游水的硬度。

⑤再生装置:每2天再生1次。

⑥反渗膜消毒每6个月1次(视情况而定),2～3年更换1次。

⑦定期更换前后滤芯。

2. 透析用水的水质监控

(1)电导率正常值为10μs/cm。

(2)纯水维持在pH5～7的正常范围。

(3)每周检测反渗水水硬度及残余氯浓度。

(4)每月进行反渗水、透析液、置换液等细菌培养1次。反渗水和透析液细菌数＜200cfu/ml,干预指标≥50cfu/ml,置换液细菌培养细菌数＜$1×10^{-6}$cfu/ml。反渗水采样部位为输水管路的末端,透析液采样部位为机器专用采样部位或透析器的透析液出口端。

(5)每季度进行反渗水、透析液、置换液内毒素检测 1 次。反渗水和透析液内毒素＜2EU/ml,干预指标≥0.5EU/ml;置换液内毒素＜0.03EU/ml,干预指标≥0.01EU/ml。采样部位同上。

反渗水卫生质量监测指标(参考 2008 年美国 AAMI 标准)

项目	钙	铝	镁	铜	钠	钡	钾	氯胺	氯化物	硝酸盐	氧化物	硫酸盐	锌
最大允许浓度	2	0.01	4	0.1	70	0.1	8	0.1	0.5	2	0.2	100	0.1

项目	砷	镉	铅	铬	银	汞	硒	铊
最大允许浓度	0.005	0.001	0.005	0.014	0.005	0.0002	0.09	0.002

项目	阴离子合成洗涤剂	细菌总数	致热原
最大允许浓度	0.1	200cfu/L	不得检出

反渗膜消毒及脱钙用剂选用表

项目	推荐用药剂	推荐浓度
消毒	过氧乙酸	0.2%～0.5%
	福尔马林	0.5%
脱钙	柠檬酸	1%～2%
	冰醋酸	1%～2%

3. 血液透析机器的标准维护

(1)为每台血液透析机器编号并建立档案,包括设备出厂信息、安装调试记录、故障情况、维修和保养记录。

(2)根据血液透析机器使用说明书要求或需要,定期(5000h)对血液透析机器参数进行校正。包括透析液浓度的设定和显示值、温度显示、流量泵泵速、静脉压、气泡和漏血感应器、超滤泵精确度等,校正后及时记录。

①血泵间隙、血泵速度核对每 6 个月 1 次。

②脱钙消毒一般每台 1 次。

③进水压力,透析液压力监测每 2 个月 1 次。

④透析液温度监测每周抽 1 台次或 2 台次。

⑤血液透析机器电路的检查清理(包括风扇过滤网)和水路表面的灰尘等每 6 个月 1 次,同时观察水路部分是否有液体渗漏,发现问题及时排除,避免更大故障的发生。

⑥透析液电导度监测每周抽 1 台次或 2 台次。

⑦每 6 个月要检查血液透析机器报警系统是否正常。

⑧每 3 个月检查 1 次血液透析机器的脱水系统。

(3)根据情况对于超过使用时间或已经损坏的部件及时更换,保证血液透析机器正常使用。

(4)定期检测透析液的离子浓度、渗透压、pH 和碳酸氢根浓度,根据检测结果对血液透析机器或浓缩液进行调整。每批新透析液要监测电解质和 pH。

4. 血液透析机器复用操作标准(按厂家仪器操作要求)

(1)设置值

①血室侧冲洗:最大压力 20～25PSI,最大流量 2.0L/min。

②透析液侧冲洗:最大压力 20～25PSI,最大流量 3.0L/min。

③反超:最大压力 20～25PSI,最大流量 1.0L/min。

(2)测试

①血室容积(TCV):TCV 要求＞80%,TCV 下降 20%＝

BUN 清除率下降 10％。

TCV＜80％的血液透析机器标明的血容积,应丢弃透析器。

②压力/漏血测试:

压力达到 300mmHg(不漏气)。

30s 内压力应下降 ＜10mmHg 应该重新测试,仍然 ＞10mmHg 应丢弃透析器

③存储

消毒液	浓度	最短接触时间	最长有效时间
Renalin	3.0％～4.0％	11h	30d

④消毒剂应该用反渗水稀释,透析器存储时可置于常温下。

第 6 章

血液净化标准操作规程(2016 年版 SOP)

一、血液透析管路透析器预冲操作 SOP(湿膜透析器)

文件名称:血液透析管路透析器预冲操作 SOP(湿膜透析器)		文件编号	
持有部门:血液净化中心		授权责任人:注册护士	
制定者:肾病医学中心	审核者	核准者	
制定日期:2016 年 1 月 1 日	审核日期:2016 年 2 月 1 日	核准日期:2016 年 2 月 1 日	
执行日期:2016 年 3 月 1 日	版次	文件页数:共 5 页	

文件性质:□普通　□限制(仅限本院范围,未经授权,不得复制)

目的

1. 正确操作血液透析机器

2. 正确安装血液透析管路和透析器

3. 使血液透析管路和透析器充满生理盐水并进行预冲和排气

4. 执行无菌操作原则

5. 为下一步的治疗做好准备

步骤	环节	要点与原则
评估		
第一步:透析医嘱	1. 查看医嘱单的透析处方	明确机器号、治疗模式、透析器及管路型号等,医师签名完整
第二步:血液透析机器	2. 检查机器质量	水处理系统运行正常;机器电源、水源正常,内部、外部消毒完成,处于完好备用状态
第三步:透析液	3. 集中供液(桶装 A、B 液)	A、B 液接口清洁,已循环 10～15min(桶装液配方正确、标识清楚、密封良好、在有效期内)
第四步:耗材	4. 检查透析器及管路	一次性透析器及管路标签清楚、型号正确、在有效期内、无破损、无潮湿
准备		
第一步:环境准备	1. 安置患者,谢绝家属入内	空气清洁,环境整洁安静、宽敞明亮,尽可能避免人员走动
第二步:护士准备	2. 衣帽整洁,七步洗手法洗手,戴口罩	护士衣帽整洁,头发前不过眉、后不过肩,不佩戴手镯(手链),口罩罩住口鼻,4h 更换;洗手:"内外夹弓大立丸">15s
第三步:物品准备	3. 治疗车上层:基础治疗盘物品、NS500ml、NS500ml＋肝素钠注射液 20mg,透析器、透析管路、清洁输液网套;治疗车下层:生活及医疗垃圾桶	物品准备齐全,放置合理,符合无菌原则及感控要求 预冲稀肝素溶液配制正确,标识清楚

步骤	环节	要点与原则
操作 第一步:开机	触摸显示屏唤醒屏幕,血滤机确定治疗模式并进行 ETCF 自检,按 STAND-BY 键,机器自检,面板显示 STAND-BY1 ↓	治疗模式正确,血滤机自检正常
第二步:连接 A、B液	将机器 A、B 液接头与中心供液接头相连或插入 A、B 液桶 ↓	A、B 液连接正确、紧密,桶装液加盖
第三步:安装管路	打开透析器外包装,将透析器动脉端朝下,静脉端朝上,置固定夹中 ↓	打开包装后不得污染管路和透析器
	打开管路外包装,取出动脉端管路,拧紧接头,关闭动脉夹,打开排气孔,动脉端针头插入生理盐水 500ml 中 ↓	连接生理盐水严格执行无菌操作
	动脉壶倒置于固定架中,安装泵管及管路,打开动脉夹,打开血泵,Qb = 300ml/min,预冲动脉端管路,排尽空气,关闭血泵 ↓	将管路放到血泵中,双手不得接触泵
	连接透析器动静脉端及静脉端管路,末端连接一次性的废液袋,挂于输液架上 ↓	泵前、泵后管路必须对称固定于卡槽内;静脉入口管置于固定卡槽内,静脉除气壶 1/2~2/3 处放入空气探测气内,贴合紧密,静脉回路卡入安全夹内

步骤	环节	要点与原则
第四步:预冲管路	开泵,Qb＝300ml/min 预冲整个透析器和管路,翻转动脉壶,依次冲洗肝素管及动静脉壶各侧口,夹闭管夹,拧紧肝素帽。再次拧紧透析器动静脉端接口,静脉端朝上,轻拍透析器,排尽空气。安装静脉压感应器,冲洗静脉测压管 ↓	各接头连接紧密,无污染,预冲生理盐水量符合要求,剩余＜50ml 流量正确,排尽滤器及管路中的空气
	停泵,调节静脉除气壶液面距顶端1cm,静脉压感应器处于工作状态,冲洗泵前补液口 ↓	冲洗静脉压侧支,液面下降1cm,不得弄湿感应器泵前补液夹夹于根部
	再次检查各接头连接是否紧密,管夹是否夹于根部,肝素帽是否拧紧	
	STAND-BY 灯光闪烁,STAND-BY1 OK,连接透析液快速接头,翻转透析器动脉端向上,按STAND-BY 键,进入 STAND-BY2,进行透析器膜外冲洗 ↓	透析机器必须通过自检后方可连接透析液快速接头,将透析器动脉端向上,排尽膜外气体并冲洗膜外
	连接肝素盐水 500ml,按 PRIM-ING 键自动以 Qb＝300ml/min的流速预冲,并自动关闭血泵 ↓	先连接肝素盐水,再点自动预冲 PRIMING 键
	2min 后,STAND-BY 灯光闪烁,STAND-BY2 OK,设置治疗参数,连接患者,开始执行上机操作	必须等待 STAND-BY2 OK后,连接患者,引血上机

续表

步骤	环节	要点与原则
终末处理		
	1. 分类处理垃圾	生活垃圾:外包装、塑料塞;医疗垃圾:消毒棉签
	2. 整理环境	无液体漏出,床单元及周围环境清洁干燥
	3. 连接下机用生理盐水	悬挂下机生理盐水符合无菌要求
	4. 收回废液袋并处理	废液袋及时回收放液,丢入生活垃圾

参考资料

1. 血液净化标准操作规程(2010 版)
2. 东丽 TR8000 机器操作规范流程
3. 上海市血液透析质量控制手册

二、血液透析管路透析器预冲操作 SOP(干膜透析器)

文件名称:血液透析管路透析器预冲操作 SOP(干膜透析器)		文件编号	
持有部门:血液净化中心		授权责任人:注册护士	
制定者:肾病医学中心	审核者	核准者	
制定日期:2016 年 1 月 1 日	审核日期:2016 年 2 月 1 日	核准日期:2016 年 2 月 1 日	
执行日期:2016 年 3 月 1 日	版次	文件页数:共 5 页	

文件性质:□普通　□限制(仅限本院范围,未经授权,不得复制)

目的

1. 正确操作血液透析机器
2. 正确安装血液透析管路和透析器
3. 使血液透析管路和透析器充满生理盐水并进行预冲和排气
4. 执行无菌操作原则
5. 为下一步的治疗做好准备

步骤	环节	要点与原则
评估		
第一步:透析医嘱	1. 查看医嘱单透析处方	明确机器号、治疗模式、透析器及管路型号等,医师签名完整
第二步:透析机器	2. 检查机器质量	水处理系统运行正常,机器内部、外部消毒完成,处于完好备用状态
第三步:透析液	3. 检查集中供液(桶装 A、B 液)	A、B 液接口清洁,已循环 10～15min(桶装液配方正确、标识清楚、密封良好,在有效期内)
第四步:耗材	4. 检查透析器及管路	透析器及管路标签清楚、型号正确、在有效期内、无破损、无潮湿
准备		
第一步:环境准备	1. 安置患者,谢绝家属入内	环境整洁安静、宽敞明亮、尽量避免人员走动
第二步:护士准备	2. 七步洗手法洗手,戴口罩	衣帽整洁,头发前不过眉、后不过肩,不佩戴手镯(手链)口罩罩住口鼻,4h 更换,洗手:"内外夹弓大立丸">15s
第三步:物品准备	3. 治疗车上层:基础治疗盘物品、NS500ml、NS500ml＋肝素钠注射液 20mg;治疗车下层:生活及医疗垃圾桶	物品准备齐全,放置合理,符合无菌原则及感控要求,预冲稀肝素溶液配制正确,标识清楚
操作		
第一步:开机	触摸显示屏唤醒屏幕,血滤确定治疗模式并进行 ETCF 自检 ↓ 按 STAND-BY 键,机器显示 STAND-BY1 ↓	治疗模式正确,血滤机自检正常

续表

步骤	环节	要点与原则
第二步:连接 A、B 液	将机器 A、B 液接头与中心供液接头查连或插入 A、B 液桶 ↓	A、B 液连接正确、紧密,桶装液加盖
第三步:安装管路	打开透析器外包装,将透析器动脉端朝下,静脉端朝上置于固定夹中 ↓	打开包装后不得污染管路和透析器
	取下透析器动静脉端塑料塞,塞住旁路 ↓	严格无菌操作,勿用塑料塞外面塞住旁路
第四步:预冲管路	打开管路外包装,取出动脉端管路,拧紧接头,关闭动脉夹,打开排气孔,动脉端连接管针头插入生理盐水 500ml 中,安装血泵管,动脉壶倒置于固定架中,连接透析器动静脉端及静脉端管路,静脉除气壶倒置固定在管路夹中,末端连接一次性废液袋,挂于输液架上 ↓	连接生理盐水严格执行无菌操作 将管路放到血泵中,双手不得接触泵,泵前、泵后管理必须对称固定于卡槽内
	打开动脉端管夹,按下 PRIMING 键,以 Qb＝100ml/min 的流速自动预冲整个透析器和管路。自动停泵,冲洗泵前补液口 ↓	预冲生理盐水量 500ml,排出滤器及管路中的空气(透析器未灌满前不宜拍打)

步骤	环节	要点与原则
第四步:预冲管路	STAND-BY 灯光闪烁,STAND-BY1OK,连接透析液快速接头,按 STAND-BY 按键,进入 STAND-BY2	透析机器必须通过自检后方可连接透析液旁路,并将透析器动脉端向上,排尽膜外气体
	↓	
	连接肝素盐水 500ml,按 PRIMING 键 Qb＝100ml/min,翻转动脉壶,依次冲洗肝素管及动脉壶各侧口,夹闭管夹,拧紧肝素帽。再次拧紧透析器动静脉端接口,静脉端向上,轻拍透析器,排尽空气	
	↓	
	翻转透析器动脉端向上,进行透析器膜外冲洗,翻转静脉除气壶,夹闭静脉压侧支管夹,安装静脉压感应器,分离并冲洗静脉测压管,停泵,调节静脉除气壶液面距顶端 1cm,打开静脉压感应器管夹	静脉壶入口管路置于固定卡槽内,静脉除气壶 1/2～2/3 处放入空气探测气内,贴合紧密,静脉回路卡入安全夹内,冲洗静脉压侧支不得弄湿感应器
	↓	
	再次检查各接头连接是否紧密,管夹是否夹于根部,肝素帽是否拧紧	接头连接紧密,无污染
	↓	
	2min 后,STAND-BY2OK,设置治疗参数,连接患者,开始执行上机操作	必须等待 STAND-BY2OK 后方可引血

续表

步骤	环节	要点与原则
终末处理	1. 分类处理垃圾	生活垃圾:外包装、塑料塞;医疗垃圾:消毒棉签
	2. 整理环境	无液体漏出,床单元及周围环境清洁干燥
	3. 连接下机用生理盐水	悬挂下机生理盐水符合无菌要求
	4. 收回废液袋并处理	废液袋及时回收放液,丢入生活垃圾

参考资料

1. 血液净化标准操作规程(2010 版)

2. 东丽 TR8000 机器操作规范流程

3. 上海市血液透析质量控制手册

三、复用透析器冲洗操作 SOP

文件名称:复用透析器冲洗操作 SOP		文件编号
持有部门:血液净化中心		授权责任人:注册护士
制定者:肾病医学中心	审核者	核准者
制定日期:2016 年 1 月 1 日	审核日期:2016 年 2 月 1 日	核准日期:2016 年 2 月 1 日
执行日期:2016 年 2 月 1 日	版次	文件页数:共 4 页

文件性质:□普通　□限制(仅限本院范围,未经授权,不得复制)

目的

1. 降低首次使用综合征的发生率

2. 改善生物相容性,提高透析治疗的舒适度

步骤	环节	要点与原则
评估 第一步:透析医嘱 第二步:复用透析 　　　器质量	1. 查看医嘱 2. 检查复用透析器外观 3. 检查透析器消毒质量	明确透析器型号,复用要求 透析器外观清洁,标签字迹清楚,透析器无结构损坏或阻塞 透析器端口封闭良好,无消毒液渗漏,过氧乙酸有效浓度检测阳性,消毒合格,存储环境温度室温,有效期<48h
准备 第一步:环境 第二步:护士 第三步:机器 第四步:物品	1. 整理环境 2. 护士:衣帽整洁、戴口罩、帽子、手套、面罩 3. 机器:血液透析机器处于工作状态 4. 物品:清洗消毒测试合格的复用透析器、一次性血液透析管路(带补液管及废液袋)、生理盐水(1500ml)止血钳、套有黄色垃圾袋的废液桶、残余浓度测试试纸	环境整洁安静、宽敞明亮、尽可能避免人员走动 护士衣帽整洁、头发前不过眉、后不过肩,不佩戴手镯(手链),口罩罩住口鼻,4h更换,洗手正确、戴手套、佩戴护目镜或面罩 机器电导度、温度、透析液等正常状态 物品准备齐全,放置合理;两种试纸:消毒液浓度试纸和消毒液残留试纸不可用反
操作 第一步:安装管路	连接安装一次性血液透析管路和复用透析器,复用透析器静脉端向上,动脉端朝下 ↓	个人防护符合要求,佩戴护目镜、口罩、手套,打开复用透析器时开口向下,注意防止喷溅

步骤	环节	要点与原则
第二步:预冲管路	管路动脉端针头插入生理盐水100ml中	管路安装接头紧密,无扭曲,泵前、泵后管路对称固定于卡槽内;静脉壶入口管置于固定卡槽内,静脉除气壶1/2~2/3处放入空气探测气内,贴合紧密,静脉回路卡入安全夹内
	血液透析管路静脉端连接于泵前动脉端输液管上,打开管夹,开启血泵,Qb=100ml/min,打开动静脉壶上侧孔,用生理盐水500ml,排除血液透析管路和复用透析器内空气	预冲生理盐水量500ml,排尽滤器及管路中的空气 消毒液不得排入废液袋内,防止上机时消毒液逆流至血路管内
	复用透析器连接机器透析液快速接头,翻转复用透析器,使动脉端向上,静脉端朝下(彻底排净透析器内的空气后)	机器Stand BY1 OK后连接透析液快速接头
第三步:闭路循环	设置闭路循环参数	参数设置 μF=800ml,定时30min,T=38.0℃,Qb=300ml/min
	按透析键,开始复用透析器闭路循环冲洗,用生理盐水(约200ml)分别冲洗各个管腔侧支接头;第一次在μF=400ml/min时,管腔侧支血管夹不夹;第二次在超滤结束时,冲洗管腔侧支接头后关闭管腔侧支血管夹	闭路循环时冲洗侧支时机及冲洗量符合要求并夹闭管夹,盖上肝素帽

步骤	环节	要点与原则
第四步：冲洗检测	超滤达到 800ml,时间 30min,生理盐水用量达到 1000ml 时,检测试纸测试复用透析器消毒液残留阴性(合格),阳性(重新冲洗) ↓ 关闭血泵,将透析管路静脉端与泵前动脉端输液管分离,并连接于废液袋 ↓ 开启血泵,用剩余肝素生理盐水约 300ml 再次冲洗管路及透析器,液体入废液袋 ↓ 再次核对患者基本信息,机器超滤量清零,准备患者血管通路(内瘘或单针双腔留置导管),并执行血液透析上机操作 SOP	检测试纸符合要求,判断正确 肝素盐水冲洗量正确,15min 内使用 机器清零
终末处理	1. 分类处理垃圾 2. 整理周围环境 3. 连接下机用生理盐水 4. 收回废液袋并处理	垃圾分类正确,污染黄垃圾袋扎口后丢入医疗垃圾 无液体漏出,床单元及周围环境清洁干燥 悬挂下机生理盐水符合无菌要求 废液袋及时回收处理,放液,生活垃圾

参考资料
1. 血液净化标准操作规程(2010 版)
2. 东丽 TR8000 机器操作规范流程
3. 上海市血液透析质量控制手册

四、血液透析治疗内瘘穿刺操作 SOP

文件名称:血液透析治疗内瘘穿刺操作 SOP		文件编号
持有部门:血液净化中心		授权责任人:注册护士
制定者:肾病医学中心	审核者	核准者
制定日期:2016 年 1 月 1 日	审核日期:2016 年 2 月 1 日	核准日期:2016 年 2 月 1 日
执行日期:2016 年 3 月 1 日	版次	文件页数:共 4 页

文件性质:□普通　□限制(仅限本院范围,未经授权,不得复制)

操作目的

1. 建立血管通路,有足够的血流量和良好的血管通路进行透析治疗
2. 掌握正确的内瘘穿刺技巧和护理要点

步骤	环节	要点与原则
评估		
第一步:问诊	1. 询问患者内瘘是否有感觉异常	患者无疼痛、肢体麻木、发凉等
第二步:视诊	2. 观察动脉和静脉内瘘血管的走向,皮肤完整性	有无红肿热痛、硬结渗血及胶布过敏现象
第三步:听诊	3. 用听诊器听内瘘杂音或触摸瘘口上方震颤强弱	新内瘘血管评估:内瘘血管成熟时间为 4～12 周,至少 4 周并检测血管超声,确定血流量的大小
第四步:触诊	4. 摸清内瘘血管走向	
第五步:选择合适穿刺点	5. 观察针眼愈合情况,选择穿刺部位	动脉穿刺点离开内瘘吻合口 5cm 以上,选择合适的静脉,两穿刺点之间应相距 8～10cm,应避免穿刺在同一血管上。穿刺时首选绳梯法,其次钝针扣眼法,切忌定点法和区域法

步骤	环节	要点与原则
准备		
第一步:患者准备	1. 患者排尿或排便后,清洁内瘘侧肢体	患者了解操作目的,配合良好
第二步:护士准备	2. 洗手、戴口罩	护士衣帽整洁,头发前不过眉、后不过肩,不佩戴手镯(手链),七步洗手法洗手、口罩罩住口鼻,4h更换
第三步:物品准备	3. 一次性使用内瘘血管穿刺包、2根宽胶布、2根内瘘针、手套、5ml空针1个及10ml空针1个,1根止血带、抗凝剂	物品准备齐全,放置合理,符合无菌原则及感控要求,备齐抢救物品、药品
操作		
第一步:核对医嘱	明确血管通路类型及抗凝剂种类、剂量 ↓ 打开内瘘血管穿刺包,铺治疗巾在患者的手臂内瘘下方 ↓	核对医嘱正确、有效
第二步:配制抗凝剂	用5ml空针抽吸生理盐水配制抗凝剂,摇匀 ↓	苏可诺配制方法,抽NS 5ml,注入2～3ml,摇匀,全部抽出后,再次注入2～3ml摇匀,全部抽出后按医嘱取相应剂量
第三步:备胶布	胶布贴于治疗巾上 ↓	至少8条胶布,包括2条丝绸宽胶布
第四步:预冲穿刺针	戴手套,用10ml空针抽吸生理盐水将穿刺针排气并放妥 ↓	穿刺针放置治疗巾上,排尽空气

步骤	环节	要点与原则
第五步:穿刺静脉	距静脉穿刺点上方 6cm 处扎止血带,摸清血管走向和深浅,消毒皮肤 ↓ 左手固定皮肤,右手持内瘘针,穿刺针的斜面向上与皮肤呈 20°～30°进针,进入血管后再平行进针 1～2cm ↓ 左手固定针翼,右手握注射器抽取回血确认穿刺在血管内阻力小,夹住内瘘穿刺针管夹,右手松止血带,患者松拳 ↓	止血带专人专用,碘伏消毒穿刺部位皮肤 3 次;顺序:顺时针→逆时针→顺时针,以穿刺点为圆心,螺旋向外,直径 5cm 以上,待干 进针深度 2～2.5cm
第六步:固定穿刺针	固定静脉穿刺针 ↓	第一条宽胶布固定针翼,从左到右,拉紧皮肤。第二条做"V"字形固定,第三条无菌纱布或棉球覆盖针眼并压在"V"字形胶布上,形成稳固的三角。第四条固定在距针翼 5cm 处并盘曲,避免跨越关节
第七步:给予抗凝剂	再次核对医嘱 静脉内瘘针准确给予抗凝剂	
第八步:穿刺动脉并固定	选择动脉穿刺点,向瘘口方向,同法消毒、穿刺动脉 ↓ 固定动脉穿刺针(同静脉穿刺针固定方法) ↓ 覆盖治疗巾开口向外	止血带不宜绑扎过紧

步骤	环节	要点与原则
终末处理 第一步:垃圾分类 第二步:执行上机 　　　操作 SOP 第三步:安置患者	1. 整理环境 2. 执行上机操作 SOP,固定管路 3. 盖被,暴露穿刺肢体,健康教育	垃圾分类正确,锐器及时放入锐器盒 穿刺针无折曲、无渗血、无皮下血肿,上机后动静脉压力保持在正常范围 使用内瘘保护罩,暴露穿刺肢体;患者知晓穿刺针固定的重要性,积极配合治疗

参考资料

1. 血液净化标准操作规程(2010 版)

2. 血液净化学

3. 血液透析用通路护理操作指南(2015 版)

4. 上海市血液透析质量控制手册

五、单针双腔留置导管操作 SOP

文件名称:单针双腔留置导管操作 SOP

持有部门:血液净化中心		文件编号
制定者:肾病医学中心	审核者	授权责任人:注册护士
制定日期:2016 年 1 月 1 日	审核日期:2016 年 1 月 25 日	核准者
执行日期:2016 年 3 月 1 日	版次	核准日期:2016 年 2 月 1 日
文件性质:□普通　　□限制(仅限本院范围,未经授权,不得复制)		文件页数:共 8 页

操作目的

1. 保持导管通畅,保证治疗中的血流量及有效使用

2. 防止感染及其他并发症的发生,延长导管使用的寿命

步骤	环节	要点与原则
上机评估		
第一步:环境	1. 调节室温,整理环境	环境整洁、宽敞明亮,温度适中
第二步:患者	2. 核对患者信息,评估患者的置管类型及病情,测量体温	护士了解患者导管类型、置管时间、既往导管功能;体温 ≥ 37.5℃,汇报医师
第三步:机器	3. 机器性能,治疗模式,透析器与管路是否与医嘱单相符	机器治疗模式正确,电导度、温度、透析液流量正常,机器显示 BY-2 OK;透析器、管路型号正确,安装正确,预冲完成
第四步:医嘱	4. 包括定容、时间、抗凝剂种类及剂量	护士明确医嘱各项内容
准备		
第一步:环境准备	1. 调节室温,整理环境	环境温暖、整洁、舒适、安静、安全
第二步:护士准备	2. 洗手或手消、戴口罩、解释操作目的	七步洗手法洗手,护士衣帽整洁,头发前不过眉、后不过肩,不佩戴手镯(手链),口罩罩住口鼻,4h更换
第三步:患者准备	3. 了解目的并做好准备	患者了解操作目的,并做好配合,体位舒适
第四步:物品准备	4. 治疗车上层:基础治疗盘、治疗巾 3 块、棉签 1 包、5ml 注射器 3 支、20ml 注射器 1 支、无菌纱布 3 块,碘伏纱布 1 块、口罩、手套 2 副。治疗车下层:利器盒、医疗垃圾桶	物品准备齐全,放置合理,符合无菌原则及感控要求,备齐抢救物品、药品

步骤	环节	要点与原则
操作		
第一步:患者准备	患者戴口罩,安置体位 ↓	患者体位舒适,置管处暴露充分。颈静脉置管:仰卧位,头偏向对侧;股静脉置管:仰卧位,髋关节伸直稍外展外旋
第二步:去除敷料	护士戴手套,去除置管口及导管 AV 端包裹纱布,打开无菌治疗巾 1/4 面垫于导管下方 ↓	自下至上揭开敷料,动作轻柔,防止撕破皮肤
第三步:评估导管	观察导管有无感染、脱出,固定是否牢靠 ↓	评估导管有效,局部清洁干燥,无渗血、红肿热痛及炎性分泌物,临时导管缝线无脱落,测量长期导管外露部分长度、无扭曲
第四步:置管口换药	脱手套,快速手消,更换手套,消毒置管口,无菌纱布覆盖导管出口,胶布固定 ↓	换药消毒碘伏 3 次,直径>10cm,敷料无污染,固定牢靠
第五步:抽封管液	碘伏纱布消毒导管外延部分,打开治疗巾 1/2 垫于导管下方,去除动脉导管口肝素帽,碘伏纱布去除导管口血痂,并用碘伏棉签消毒 2 遍(顺时针、逆时针),连接 5ml 注射器;同法消毒静脉端,连接 5ml 注射器,分别抽吸导管腔内的封管液和残血各 2ml,推注在纱布上观察有无血凝块 ↓	导管打开肝素帽前先确定导管夹处于夹闭状态,颈静脉置管,以免封管液进入体内及发生空气栓塞;股静脉置管避免发生漏血 分次打开动静脉肝素帽,尽量避免导管口暴露于空气中

续表

步骤	环节	要点与原则
第六步:预测流量	20ml 注射器抽吸并测试导管流量 ↓	预测流量≥20ml/6s,如有血栓形成,遵医嘱尿激酶 5 万～10 万 U 按导管容积分别注入导管动静脉端,30min 后回抽被溶解的血凝块及纤维蛋白,必要时重复进行
第七步:给予抗凝剂	遵医嘱静脉端给予抗凝剂 ↓	再次与医嘱及患者核对抗凝剂剂量
第八步:执行上机 SOP	连接导管动静脉端与管路动静脉端,执行血液透析上机操作 SOP ↓	接接头时避免污染
第九步:安置患者	碘伏纱布消毒管路后弃去,无菌纱布包裹管路与导管连接处,治疗巾包裹并固定于适当位置,避免重力牵拉	不可用碘伏纱布长时间包裹导管,以免导管着色腐蚀
终末处理		
第一步:垃圾处理	1. 医疗垃圾放入黄色垃圾袋,针头放锐器盒	锐器盒≤3/4 满,2d(48h)更换
第二步:快速手消毒或洗手	2. 脱手套,生活垃圾放入黑色垃圾袋,洗手或快速手消	正确执行手卫生
第三步:完善护理记录	3. 再次核对治疗参数,填写透析记录单	透析记录单填写及时准确

步骤	环节	要点与原则
下机评估		
第一步:治疗参数	1. 核对超滤量、时间、血流量	核对环节无遗漏
第二步:患者	2. 查看透析记录单或 iPad 评估血压和心率	血压≥160/100mmHg 或≤100/60mmHg,患者有不适时,汇报医师
第三步:血管通路情况	3. 护理血管通路	根据透析中血流量,遵医嘱配制封管液
第四步:透析器凝集程度	4. 查看透析器凝集度	透析器凝血判断:1级,纤维凝血<10%;2级,纤维凝血<50%;3级,纤维凝血>50%
准备		
第一步:环境准备	1. 环境整洁,无人员走动	环境温暖、整洁、舒适、安静、安全
第二步:患者准备	2. 患者戴口罩	患者了解操作目的,并做好配合,体位舒适
第三步:护士准备	3. 护士衣帽整洁,洗手,戴口罩	护士衣帽整洁,头发前不过眉、后不过肩,不佩戴手镯,七步洗手法洗手,口罩罩住口鼻,4h更换
第四步:物品准备	4. 治疗盘,弯盘,碘伏、棉签,治疗巾内置 NS20ml、封管液(肝素钠 75mg + NS 2 ml),肝素帽 2 个,敷贴(根据置管处情况选择合适大小敷贴),无菌纱布,胶布,手套	封管液置治疗巾内,物品放置整齐备齐抢救物品、药品

步骤	环节	要点与原则
操作 第一步:核对信息	核对治疗参数、测量血压、 　心率 ↓	
第二步:执行血液净 　　化下机操作 　　SOP	执行下机 SOP,QB＝100ml/ 　min,停泵,关闭导管动脉 　与管路管夹并分离 ↓	
	碘伏棉签消毒导管口,连接 　20ml NS 注射器,NS10ml 　将管腔内血液脉冲使变白 ↓	
	动脉管路连接下机盐水,打 　开 管 夹,开 泵,Qb ＝ 　100ml/min 回血 ↓	
第三步:消毒导管 　　口、封管	封管液根据导管刻度弹丸式 　正压封管,碘伏棉签再次 　消毒导管口加盖一次性肝 　素帽 ↓	封管液常规:NS2ml＋肝素钠 1.5ml 预防血栓:NS2ml＋尿激酶 5 万～ 　10 万 U＋肝素钠 1.5ml 看清导管的容积,严格按容积封管
	回血结束,停泵,关闭导管 　静脉及管路管夹并分离 ↓	导管口肝素帽不得重复使用
	碘伏棉签消毒导管口,连接 　20ml NS 注 射 器, 　NS10ml 将管腔内血液 　脉冲使变白 ↓	

步骤	环节	要点与原则
	封管液根据导管刻度正压封管,碘伏棉签再次消毒导管口加盖一次性肝素帽 ↓	
第四步:置管口换药	消毒置管处并用敷贴固定,做好标识(护理时间及执行者) ↓	长期导管置管口皮肤皱褶处:用单根0.5%碘伏棉签消毒3遍,消毒皮肤范围>10cm,3遍
第五步:妥善包扎导管、固定	纱布包裹导管,外面覆盖纱布,三条胶布固定	纱布包裹导管外露部分时,胶布由远心端向近心端并将其固定于皮肤适当位置,防止重力牵拉
第六步:安置患者,健康教育	取下患者口罩,健康教育	1. 养成良好的卫生习惯,保持局部清洁干燥,如有潮湿污染及时更换,每日测量体温,如有畏寒、发热及时就诊 2. 穿脱衣服注意保护导管,避免去人多拥挤的公共场合,以免牵拉导管 3. 股静脉导管患者应保持会阴部清洁,患侧下肢不得弯曲90°,不宜过多活动,以防血液回流血栓形成和静脉壁损伤 4. 导管透析专用,非紧急情况不用来抽血、输液

续表

步骤	环节	要点与原则
终末处理		
第一步:垃圾处理	1. 医疗垃圾放入黄色垃圾袋,针头放锐器盒	垃圾分类正确,锐器处理及时、正确
第二步:快速手消毒剂或洗手	2. 脱手套,生活垃圾放入黑色垃圾袋,洗手或快速手消	执行手卫生
第三步:完善护理记录	3. 完善透析记录单、归档;书写书面交接班记录	护理记录及时、准确、完整

参考资料

1. 血液净化标准操作规程(2010 年版)
2. 血液净化学
3. 血液透析用血管通路护理操作指南(2015 版)
4. 上海市血液透析质量控制手册

六、血液透析治疗上机操作 SOP

文件名称:血液透析治疗上机操作 SOP

持有部门:血液净化中心		文件编号
制定者:肾病医学中心	审核者	授权责任人:注册护士
制定日期:2016 年 1 月 1 日	审核日期:2016 年 1 月 18 日	核准者
执行日期:2016 年 3 月 1 日	版次	核准日期:2016 年 2 月 1 日
文件性质:□普通　□限制(仅限本院范围,未经授权,不得复制)		文件页数:共 5 页

操作目的

1. 急(慢)性肾衰竭或中毒等患者得到标准质量流程的血液净化治疗
2. 血液净化治疗过程中安全、舒适、无症状

步骤	环节	要点与原则
评估		
第一步:机器	1. 核对治疗模式、透析液连接	电导度、温度、透析液流量正常,机器显示 BY-2 OK
第二步:管路安装、预冲	2. 由动脉管路开始顺血流方向依次检查管路八个夹子、八个接头	透析器、管路型号正确,安装正确,泵前、泵后管路卡入卡槽,固定牢靠;动脉管路、动脉壶充满液体,静脉壶夹于 1/2 处,排尽静脉壶滤网上空气且液面下降 1cm;透析器预冲达标并排尽膜内膜外空气,各连接处紧密,各夹子夹紧,拧上肝素帽
第三步:血管通路	3. 检查穿刺针固定情况并测试动脉穿刺针流量、静脉穿刺针压力	穿刺到位,动静脉抽吸顺畅;固定牢靠:一针柄、二交叉、三针眼、四 2~5cm 处盘曲,未跨越关节
第四步:抗凝剂使用	4. 查看医嘱,核对药物	抗凝剂溶解混匀 2 次,配制成 1000U/ml
第五步:患者	5. 测量生命体征、了解体重增长及精神心理情况	体重增长为干体重的 3%~5%
准备		
第一步:环境准备	1. 调节室温,谢绝家属进入	环境温暖、整洁、舒适、安静、安全
第二步:护士准备	2. 洗手,戴口罩、戴手套	护士衣帽整洁,头发前不过眉后不过肩,不佩戴手镯(手链)七步洗手法洗手,口罩罩住口鼻,4h 更换,每人次更换手套
第三步:患者准备	3. 安置患者	患者了解操作目的,并做好配合,体位舒适
第四步:物品准备	4. 治疗车上层:基础治疗盘物品、血管钳;治疗车下层:生活及医疗垃圾桶	物品准备齐全,放置合理,符合无菌原则及感控要求,备齐抢救物品、药品

续表

步骤	环节	要点与原则
操作 第一步:根据医嘱设置脱水量	设置脱水量、时间、温度、电导度等参数 ↓	脱水量设定应明确,是否包括上、下机水 400ml,冲水量、枸橼酸
第二步:引血	血管钳夹住生理盐水瓶上动脉端接头,将管路动脉端与动脉端穿刺针相连,旋紧接口,打开管夹,并将管路静脉端连接静脉穿刺针,旋紧接口打开管夹,管路固定于床边无重力牵拉 ↓	
	开启血泵,血流量 100ml/min,透析器静脉端向上,再次排尽空气,翻转透析器再次旋紧上下接头 ↓	引血流量≤100ml/min
第三步:给予追加肝素	给予普通肝素追加量(首量肝素及低分子肝素,内瘘穿刺完成即静脉推注) ↓	追加肝素配制方法:浓肝素(5mg/ml)8ml + NS12ml =20ml=2mg/ml
第四步:开启透析机监测系统	观察机器各压力数值,根据医嘱调整血流量	血流量导管、股静脉穿刺≥200ml/min;内瘘≥250ml/min,压力正常
第五步:按透析键	治疗开始 ↓	
	与患者核对治疗参数 ↓	
第六步:安置患者	覆盖治疗巾,开口向外,外露穿刺肢体,以便观察	

续表

步骤	环节	要点与原则
终末处理		
第一步:垃圾处理	1. 垃圾分类处理	垃圾分类正确,及时清理,符合感控要求
第二步:洗手	2. 脱手套,洗手或快速手消毒剂	正确执行手卫生
第三步:记录	3. 记录透析记录单、iPad 填写	透析记录单(iPad)及时、准确、无漏项
第四步:核对	4. 自查及互查核对上机操作是否正确,SOP 是否执行到位	八条胶布:穿刺针动静脉各四条,以及胶布粘贴是否正确
		八个夹子:泵前 1 个、动脉壶 2 个、静脉壶 2 个、肝素夹 1 个、管路 2 个
		八个接头:透析器动静脉端 2 个、透析液出入口 2 个、静脉传感器 2 个、穿刺针与管路连接处 2 个
		八个参数:超滤总量、时间、超滤率、透析液流量、温度、电导度、血流量、肝素量

参考资料

1. 血液净化标准操作规程(2010 年版)

2. 东丽 TR8000 机器操作规范流程

3. 上海市血液透析质量控制手册

七、血液透析治疗下机操作 SOP

文件名称:血液透析治疗下机操作 SOP		
持有部门:血液净化中心		文件编号
制定者:肾病医学中心	审核者	授权责任人:注册护士
制定日期:2016 年 1 月 1 日	审核日期:2016 年 1 月 18 日	核准者
执行日期:2016 年 3 月 1 日	版次	核准日期:2016 年 2 月 1 日
文件性质:□普通　□限制(仅限本院范围,未经授权,不得复制)		文件页数:共 4 页

操作目的

1. 保证透析质量,并安全地结束治疗

2. 满足患者的需求,尽可能减轻疼痛和避免失血

3. 观察透析器凝集度,指导临床抗凝剂的使用

4. 根据患者心功能及脱水量,掌握 NS 进入量,保证生命体征平稳

步骤	环节	要点与原则
评估		
第一步:治疗参数	1. 核对超滤量、时间、血流量	核对环节无遗漏
第二步:患者病情	2. 查看透析记录单或 iPad 患者血压、心率	血压≥160/100mmHg 或≤100/60mmHg,患者有不适汇报医师
第三步:患者血管通路情况	3. 护理血管通路	内瘘:碘伏棉签消毒穿刺点,贴创可贴
		导管:根据医嘱配制封管液
第四步:透析器凝集程度	4. 查看透析器凝集度	透析器凝血判断:1 级,纤维凝血＜10%;2 级,纤维凝血 10%～50%;3 级,纤维凝血＞50%

步骤	环节	要点与原则
准备		
第一步:环境准备	1. 调节室温,整理环境	环境温暖、整洁、舒适、安静、安全
第二步:护士准备	2. 洗手或手消、戴口罩、手套,解释操作目的	护士衣帽整洁,头发前不过眉、后不过肩,不佩戴手镯(手链)七步洗手法洗手,口罩罩住口鼻,4h更换,每人次更换手套
第三步:患者准备	3. 患者了解目的并做好准备	患者了解操作目的,并做好配合,体位舒适
第四步:物品准备	4. 治疗车上层:基础治疗盘、20ml注射器、无菌纱布、血管钳、胶布4~6根、NS500ml;治疗车下层:利器盒、医疗垃圾桶	物品准备齐全,放置合理,符合无菌原则及感控要求,备齐抢救物品、药品
操作		
第一步:下机前查对	检查核对治疗参数、下机药物、输液架上的NS250~500ml、机器消毒液 ↓	每人1次短消毒:含有效氯5%的次氯酸钠 每天长消毒:20%~30%柠檬酸除钙后次氯酸钠消毒或按机器说明
第二步:关闭透析	按STOP键,按BLOODRE-TURN键回血,将回血流速调=100ml/min ↓	
第三步:根据医嘱正确用药	静脉壶推注促红素、左卡尼丁等 ↓	左卡尼丁应缓慢推注

续表

步骤	环节	要点与原则
第四步:分离管路	①关闭血管通路 A 端;②关泵;③夹闭管路 A 端,分离管路;④用 NS20ml 注射器连接血管通路 A 端,将穿刺针内血液推注于体内(夹闭管夹),戴上肝素帽;⑤松开固定的血管钳,将血路管 A 端连接于补液管上,固定牢靠并打开管夹 ↓	分离管路流程正确避免血液外溢、接头污染
第五步:回血	①开泵,Qb＝100ml/min 缓慢用 NS 回血;②用血管钳轻轻夹动透析血路管,从 A 端向 V 端驱赶;③用手轻轻揉转透析器(观察透析器凝集度);④当 V 端血路颜色变为淡洗肉水样,关泵 ↓	
第六步:废液排放	关闭并分离管路 V 端和血管通路 V 端(用肝素帽塞住末端)。连接透析管路动静脉端,使之形成环路,打开静脉压监测管夹,点"Water Move 键,机器显示 Step 1,当机器显示 Step 1 Complete,透析器静脉端向上,卸下蓝色快速接头接回机器,透析器右倾 15°,再次点"Water Move"键,机器显示 Step 2,膜外排水,显示 Step 2 Complete,卸下红色快速接头,塞子塞住旁路 ↓	必须执行废液排放程序,避免管路中残留血水二次污染

步骤	环节	要点与原则
第七步:机器内部消毒	机器内部消毒 ↓	
第八步:拔针	穿刺点消毒后分别贴上创口贴,拔针,用无菌纱布按压,胶布固定、绑带加压,向患者及家属交代相关注意事项(略)	先拔动脉后拔静脉,按压力度以能触及血管震颤不出血为度
终末处理		
第一步:锐器处理	1. 拔出的内瘘穿刺针放入护理盘随即放入利器盒内,针头向下	穿刺针立即处理,锐器盒容积2/3,2d更换
第二步:拆卸透析器及管路	2. 管路盘好丢入套有黄色垃圾袋的垃圾桶,补液接头放入锐器盒	拆卸管路动作轻柔,不可用力拉扯泵管,防止泵轴偏移
第三步:机器擦拭外部消毒	3. 一次性消毒液抹布擦拭血管钳、输液架,机器外部	常规:500mg/L爱尔施溶液的一次性抹布
第四步:整理更换床单元,开窗通风	4. 整理更换床单元	血迹污染:1500mg/L爱尔施溶液的一次性抹布擦拭弃去后常规擦拭。机器擦拭顺序:透析液快速接头及基座顶部→左右→由上向下→透析液出入管、支架
第五步:完善透析记录单并归档	5. 七步洗手法洗手,完善透析记录单归档或关闭iPad	透析记录及时、完整、准确

参考资料

1. 血液净化标准操作规程(2010年版)
2. 东丽TR8000机器操作规范流程
3. 血液净化学
4. 上海市血液透析质量控制手册

八、血液透析滤过治疗上机操作 SOP

文件名称:血液透析滤过治疗上机操作 SOP		
持有部门:血液净化中心		文件编号
制定者:肾病医学中心	审核者	授权责任人:注册护士
制定日期:2016 年 1 月 1 日	审核日期:2016 年 1 月 18 日	核准者
执行日期:2016 年 3 月 1 日	版次	核准日期:2016 年 2 月 1 日
文件性质:□普通　□限制(仅限本院范围,未经授权,不得复制)		文件页数:共 6 页

操作目的

1. 利用弥散和对流机制清除血液中的中小分子毒素
2. 稳定的血流动力学使血液净化治疗更安全、舒适

步骤	环节	要点与原则
评估		
第一步:透析医嘱	1. 查看医嘱单透析处方	明确机器号、治疗模式、透析器及管路型号等,医师签名完整
第二步:血液透析滤过机器	2. 检查机器质量	水处理系统运行正常;机器电源、水源正常,内部、外部消毒完成,处于完好备用状态
第三步:透析液	3. 集中供液(桶装 A、B 液)	A、B 液接口清洁,已循环 10～15min(桶装液配方正确、标识清楚、密封良好,在有效期内)
第四步:耗材	4. 检查透析器及管路	一次性血滤器、补液管及血路管标签清楚、型号正确、在有效期内、无破损、无潮湿

步骤	环节	要点与原则
准备		
第一步:环境准备	1. 安置患者,谢绝家属进入	空气清洁、环境整洁安静、宽敞明亮,尽可能避免人员走动
第二步:护士准备	2. 衣帽整洁,七步洗手法洗手,戴口罩、戴手套	护士衣帽整洁,头发前不过眉、后不过肩,不佩戴手镯(手链),口罩罩住口鼻,4h更换,洗手:"内外夹弓大立丸">15min;每人次更换手套
第三步:物品准备	3. 治疗车上层:基础治疗盘物品、NS500ml、NS500ml+肝素钠注射液20mg,透析器、透析管路、补液管、清洁输液网套;治疗车下层:生活及医疗垃圾桶	物品准备齐全,放置合理,符合无菌原则及感染控制要求,预冲稀肝素溶液配制正确,标识清楚
操作		
第一步:开机	触摸显示屏唤醒屏幕,血滤确定治疗模式并进行ETCF自检,按STAND-BY键,机器自检,面板显示STAND-BY1 ↓	治疗模式正确,血滤机自检正常,不得人为跳过机器自检
第二步:连接A、B液	将机器A、B液接头与中心供液接头相连或插入A、B液桶 ↓	A、B液连接正确、紧密,桶装液加盖
第三步:安装管路	打开透析器外包装,将透析器动脉端朝下,静脉端朝上,置固定夹中 ↓	打开包装后不得污染管路和透析器

步骤	环节	要点与原则
第四步:预冲管路	打开管路外包装,取出动脉端管路,拧紧接头,关闭动脉夹,打开排气孔动脉端接头连接 NS500ml ↓	连接生理盐水严格执行无菌操作
	动脉壶倒置于固定架中,安装泵管及管路,打开动脉夹,打开血泵,Qb = 300ml/min,预冲动脉端管路,排尽空气,关闭血泵 ↓	将管路放到血泵中,双手不得接触泵
	连接透析器动静脉端及静脉端管路,末端连接一次性的废液袋,挂于输液架上 ↓	泵前、泵后管路必须对称固定于卡槽内;静脉壶入口管路置于固定卡槽内,静脉除气壶1/2~2/3处放入空气探测气内,贴合紧密,静脉回路卡入安全夹内
	开泵,Qb=300ml/min 预冲整个透析器和管路,翻转动脉壶,依次冲洗肝素管及动静脉壶各侧口,夹闭管夹,拧紧肝素帽。再次拧紧透析器动静脉端接口,静脉端朝上,轻拍透析器,排尽空气。安装静脉压感应器,冲洗静脉测压管 ↓	各接头连接紧密,无污染,预冲生理盐水量符合要求,流量正确,排尽滤器及管路中的空气
	停泵,调节静脉除气壶液面距顶端 1cm,静脉压感应器处于工作状态,冲洗泵前补液口	冲洗静脉压感应器侧支,液面下降 1cm,不得弄湿感应器

步骤	环节	要点与原则
	↓	
	再次检查各接头连接是否紧密,管夹是否夹于根部,肝素帽是否拧紧	
	↓	
第四步:预冲管路	机器 BY1OK,连接透析液快速接头,再次按下Stand By 键,机器显示StandBy2,翻转滤器,动脉端朝上	透析机器必须通过自检后方可连接透析液快速接头,将透析器动脉端向上,排尽膜外气体并冲洗膜外
	↓	
	连接肝素盐水 500ml,按PRIMING 键,自动以Qb= 300ml/min 的流速预冲,并自动关闭血泵	
	↓	
第五步:预冲补液管	拧开置换液接头处金属帽,0.5% 碘伏棉签消毒置换液出口	机器显示 StandBy2 后方可安装预冲补液管,补液管流向正确,预冲量 200ml
	↓	
	安装补液管,排气后连接在静脉壶上,点击 sub pring键,自动预冲 200ml ↓遵医嘱连接补液管	前稀释连接动脉壶,置换量的流速为血流量的 1/2;后稀释连接静脉壶,置换液的流速为血流量的 1/3
	↓	
第六步:设置参数	设置脱水量(包括上、下机水400ml)、时间、温度、电导度、置换量等参数	
	↓	

续表

步骤	环节	要点与原则
第七步:引血	血管钳夹住生理盐水瓶上动脉端接头,将管路动脉端与动脉端穿刺针相连,旋紧接口,打开管夹,并将管路静脉端连接静脉穿刺针,旋紧接口打开管夹,管路固定于床边无重力牵拉 ↓ 开启血泵,血流量 100ml/min,透析器静脉端向上再次排尽空气,翻转透析器并再次旋紧上下接头 ↓	
第八步:给予追加肝素	给予普通肝素追加量(首量肝素及低分子肝素内瘘穿刺完成即静脉推注) ↓	
第九步:观察流量与压力	观察机器各压力数值,根据医嘱调整血流量	血流量导管、股静脉穿刺 ≥ 200ml/min;内瘘 ≥ 250ml/min,压力正常
第十步:按透析键	按透析键,治疗开始 ↓	
第十一步:安置患者	与患者核对治疗参数 ↓ 覆盖治疗巾,开口向外,外露穿刺肢体,以便观察	

续表

步骤	环节	要点与原则
终末处理 第一步:垃圾处理	1. 垃圾分类处理	垃圾分类正确,及时清理,符合感染控制要求
第二步:洗手	2. 脱手套,洗手或快速手消毒剂	正确执行手卫生
第三步:记录	3. 记录透析记录单iPad填写或书写	透析记录单(iPad)及时、准确、无漏项
第四步:核对	4. 自查及互查,核对上机操作是否正确,SOP是否执行到位	八条胶布:穿刺针动静脉各四条及胶布黏贴是否正确
		九个参数:超滤总量、置换液量、时间、超滤率、透析液流量、温度、电导度、血流量、肝素量
		九个夹子:泵前1个、动脉壶2个、静脉壶2个、肝素夹1个、管路2个及补液管1个。
		十个接头:透析器动静脉端2个、透析液出入口2个、静脉传感器2个、穿刺针与管路连接处2个、补液管2个

参考资料

1. 血液净化标准操作规程(2010年版)

2. 实用透析手册(第2版)

3. 东丽 TR8000 机器操作规范流程

4. 上海市血液透析质量控制手册

九、无肝素血液透析操作 SOP

文件名称:无肝素血液透析操作 SOP

持有部门:血液净化中心		文件编号
制定者:肾病医学中心	审核者	授权责任人:注册护士
制定日期:2016 年 1 月 1 日	审核日期:2016 年 2 月 1 日	核准者
执行日期:2016 年 3 月 1 日	版次	核准日期:2016 年 2 月 1 日
文件性质:□普通　□限制(仅限本院范围,未经授权,不得复制)		文件页数:共 6 页

目的

1. 正确操作血液透析机器
2. 正确安装血液透析管路和透析器
3. 使血液透析管路和透析器充满生理盐水并进行有效的预冲和排气
4. 执行无菌操作原则
5. 观察透析器的凝集度,指导超滤量的设定,尽可能减少医疗护理技术并发症,避免失血、凝管
6. 根据患者心功能及脱水量,掌握生理盐水进入量,保证生命体征平稳
7. 保证透析治疗质量并安全地结束治疗

步骤	环节	要点与原则
评估 第一步:医嘱	1. 查看医嘱	1. 了解患者病情,明确治疗模式,透析器型号、治疗时间、冲水间隔时间及量
第二步:机器及透析液	2. 评估机器性能,准备并检查 A、B 液	2. 水处理系统运行正常;机器内部、外部消毒完成,处于完好备用状态;A、B 液接口清洁,已循环 10～15min(桶装液配方正确、标识清楚、密封良好,在有效期内)

步骤	环节	要点与原则
第三步:耗材	3. 检查一次性透析管路和透析器等耗材	3. 一次性透析器及管路标签清楚、型号正确、在有效期内、无破损、无潮湿
第四步:用物	4. 生理盐水 500ml 准备到位	4. 生理盐水在有效期内,瓶身无裂、瓶盖无松动、无浑浊、无沉淀
准备		
第一步:环境准备	1. 调节室温,谢绝家属进入	1. 空气清洁、环境整洁安静、宽敞明亮、尽可能避免人员走动
第二步:护士准备	2. 七步洗手法洗手,戴口罩	2. 护士衣帽整洁,口罩罩住口鼻,4h 更换,洗手正确
第三步:患者准备	3. 患者沟通教育	3. 患者知晓治疗目的及可能存在的风险并能配合
第四步:物品准备	4. 治疗车上层:基础治疗盘物品、透析器、血路管血管钳、NS500ml 4 瓶或 5 瓶;NS500ml＋肝素钠 20mg(绝对无肝素时,缓冲液中不加肝素钠)治疗车下层:生活及医疗垃圾桶	4. 物品准备齐全,放置合理,符合无菌原则及感染控制要求,预冲稀肝素溶液配制正确,标识清楚
操作		
第一步:开机	按STOP 键,按 STAND-BY 按键,机器开始进行自我测试,机器面板显示 STAND -BY1 ↓	治疗模式正确,血滤机自检正常
第二步:连接 A、B 液	将 A、B 透析液接头连接于集中供液上或插入 A、B 透析液桶内 ↓	A、B 液标识清楚、配方正确,在有效期内,连接正确、紧密,桶装液加盖

续表

步骤	环节	要点与原则
第三步:安装管路	打开包装,关闭动脉夹,动脉端针头连接于生理盐水 500ml 上,安装动脉端血路管,连接透析器及静脉端管路,透析器动脉端向下,静脉端朝上,动静脉壶倒置,静脉管路末端连接一次性废液袋,悬挂于输液架上 ↓	打开包装后不得污染管路和透析器 连接生理盐水严格执行无菌操作 将管路放到血泵中,双手不得接触泵
第四步:预冲管路	按机器自动预冲键,以 Qb＝100ml/min 的流量预冲全部血路管和透析器,排尽空气,液体收集进入废液袋中 ↓	
	翻转动静脉壶,依次冲洗各侧支接头 ↓	泵前、泵后管路必须对称固定于卡槽内;静脉壶入口管路置于固定卡槽内,静脉除气壶1/2～2/3 处放入空气探测气内,贴合紧密,静脉回路必须卡入安全夹内
	当 STAND-BY 灯光闪烁时,STAND-BY1OK,透析器连接透析液快速接头,按STAND-BY 按键,进入STAND-BY2,进行透析器膜外冲洗 ↓	各接头连接紧密,无污染,排尽滤器及管路中的空气,冲洗静脉压感应器侧支,液面下降 1cm,不得弄湿感应器 透析机器必须通过自检后方可连接透析液快速接头,将透析器动脉端向上,排尽膜外气体并冲洗膜外
	动脉针头连接肝素盐水 500ml ↓	绝对无肝素时不能使用肝素盐水

步骤	环节	要点与原则
	静脉管路末端与废液袋分离,并与动脉端泵前补液管连接,打开管夹 ↓ 约 2min 后,STAND-BY 灯闪烁,STAND-BY2 OK ↓	
第五步:闭路循环	设定容 0.4kg,定时 15min,开启血泵 Qb = 300ml/min 的流量,按透析键,闭路循环 ↓	
	闭路循环结束,机器清零	超滤量清零,否则患者少脱水
第六步:设置治疗参数	设置透析治疗参数:Qb = (250±30)ml/min,UF = 超滤量+生理盐水冲洗液量,温度 36～36.5℃,Qd=500ml/min ↓	
第七步:执行上机 SOP	连接患者,执行上机治疗 SOP	
	机器设置定时每 20 分钟生理盐水冲洗	预冲液不给患者
第八步:冲洗并观察透析器及管路凝血情况	按照预定时间,执行生理盐水前稀释冲洗,开启输液夹,同时关闭动脉端管路夹 ↓	

步骤	环节	要点与原则
	Qb＝200ml/min ↓ 拍动及旋转透析器,观察透析器动脉顶端及血路管道动脉除气壶是否存在凝血迹象 ↓ 开启动脉端管路夹,同时关闭输液夹 ↓ 仍然拍动及旋转透析器,观察透析器静脉端及血路管道静脉除气壶是否存在凝血迹象 ↓ 评估透析器凝集度及血路管道凝血情况 ↓ 观察机器跨膜压及静脉压的高低 ↓ 观察生命体征,计算测评容量负荷,对下个治疗段参数进行调整(透析器、血路管道更换) ↓	一次前稀释生理盐水冲洗量不能过大,建议 3/h,每次 150ml 左右,总量控制在 500ml/h 观察动静脉壶有无凝块,透析器凝血分级判断正确,1 级,纤维凝血＜10%;2 级,纤维凝血 10%～50%;3 级,纤维凝血＞50%。机器各压力值变化,有预见性采取措施 静脉压高:静脉滤网凝血、静脉回路受阻、患者静脉狭窄、血栓形成、患者侧卧,静脉受压 静脉压低:透析器严重凝血、静脉针松脱、血流量小、静脉感应器有水(血)
第九步:执行下机 SOP	执行下机操作 SOP	跨膜压高:透析器凝血

步骤	环节	要点与原则
终末处理		
第一步:垃圾处理	1. 垃圾分类处理	1. 垃圾分类正确,容积＜3/4,锐器盒容积＜2/3,2d更换
第二步:洗手	2. 脱手套,洗手或快速手消毒剂	2. 正确执行手卫生
第三步:记录	3. 记录透析记录单(及交班本 iPad)	3. 透析记录单(iPad)交班本记录及时、准确、无漏项

参考资料

1. 血液净化标准操作规程(2010 版)
2. 东丽 TR8000 机器操作规范流程
3. 上海市血液透析质量控制手册

十、血液灌流操作 SOP

文件名称:血液灌流操作 SOP		文件编号
持有部门:血液净化中心		授权责任人:注册护士
制定者:肾病医学中心	审核者	核准者
制定日期:2016 年 1 月 1 日	审核日期:2016 年 2 月 1 日	核准日期:2016 年 2 月 1 日
执行日期:2016 年 3 月 1 日	版次	文件页数:共 5 页

文件性质:□普通　□限制(仅限本院范围,未经授权,不得复制)

目的　保证急慢性中毒患者得到及时抢救,清除或部分清除毒素或毒物

续表

步骤	环节	要点与原则
评估		
第一步:患者病情	1. 询问患者及其家属并体检,了解病情及治疗情况	中毒的物质种类、中毒的程度、中毒时间长短、治疗经过、病史及心理状况、家庭及经济状况等
第二步:医嘱	2. 查看医嘱	明确机器号、治疗模式、灌流器及管路型号、血管通路、抗凝剂等,医师签名完整
第三步:血液透析机器或血液灌流机	3. 检查机器性能	机器内部、外部消毒完成,处于完好备用状态
第四步:耗材	4. 检查灌流器及管路质量	一次性灌流器及管路标签清楚、型号正确、在有效期内、无破损、无潮湿
第五步:血管通路	5. 血管通路情况:单针双留置导管(颈内静脉或股静脉)、动静脉内瘘	血管通路固定牢靠,流量满足需要,导管、股静脉穿刺 ≥ 200ml/min;内瘘 ≥ 250ml/min,压力正常
准备		
第一步:环境准备	1. 整理环境	空气清洁,环境整洁安静、宽敞明亮,尽可能避免人员走动,有电源和插座,有氧气、吸引器等装置,备齐抢救器材和药品
第二步:护士准备	2. 护士:衣帽整洁,戴口罩、手套、面罩(必要时)	护士衣帽整洁,口罩罩住口鼻,洗手正确,每人次更换手套
第三步:患者准备	3. 患者教育,神志不清或烦躁患者用安全约束带	患者了解治疗目的并做好准备,确保患者安全
第四步:物品准备	4. 血泵或血液灌流机器或血液透析机器、血液透析管路、灌流器、输血器、置换液、生理盐水、抗凝剂,治疗盘内放置碘伏、棉签、止血带、20ml 注射器等	物品准备齐全,放置合理,预冲稀肝素溶液配制正确,标识清楚,符合无菌原则及感染控制要求

步骤	环节	要点与原则
操作		
第一步:急救处理	给予合适的体位,心电监护、吸氧、建立静脉输液通道 ↓ 血液灌流器的选择:根据患者中毒的种类、体重、血压情况选择大小合适的血液灌流器 ↓	保证中毒患者得到及时抢救,抢救物品齐全,爱护患者,做好相关护理,对自杀患者注意医疗安全,正确、安全使用约束带护士操作技术熟练,动作迅速,头脑冷静,准确执行医嘱,注意三查七对
第二步:安装预冲管路	预冲血液透析管路:将血液透析管路正确按装于血泵中,将管路动脉端排气后与灌流器连接,按灌流器上血流方向动脉朝下,静脉朝上,分别用生理盐水1500ml和肝素生理盐水2500ml(含肝素100mg)排尽血液透析管路和血液灌流器中的空气,控制流速100～200ml/min ↓	打开包装后不得污染灌流器和管路,将管路放到血泵中,双手不得接触泵,静脉除气壶1/2～2/3处放入空气探测气内,贴合紧密,静脉回路卡入安全夹内,冲洗静脉压感应器侧支,液面下降1cm,不得弄湿感应器 注意观察灌流器有无微粒脱落,如有,不得使用 如若是药用炭吸附柱(易吸附葡萄糖和肝素)预冲血液透析管路时要先葡萄糖液,后肝素生理盐水预冲(防止治疗过程中发生低血糖和肝素被吸附后血路管道凝结)
第三步:闭路循环	生理盐水500ml加肝素100mg闭路循环10～20min ↓	闭路循环方法机温37℃,Qb＝200～300ml/min,注意观察有无吸附颗粒漏出,若有则禁止使用
第四步:建立血管通路	建立血管通道,保证充足的血流量 ↓	内瘘的患者则使用内瘘留置针穿刺内瘘;无内瘘的患者,放置颈内静脉、股静脉留置导管最好提前15～30min使用

续表

步骤	环节	要点与原则
第五步:给予抗凝剂 ↓	使用抗凝药物普通肝素或低分子肝素	
第六步:开始治疗 ↓	连接血管通路,引血,排出预冲液,血液灌流开始,血流量200~220ml/min	
第七步:病情观察及护理 ↓	观察机器运行及动脉压、静脉压等压力改变,监测血路各部件凝血情况,采用保温措施	严密观察病情变化并监测动静脉压变化,明确各压力值变化的意义,严防凝血发生
		静脉压高:静脉滤网凝血、静脉回路受阻、患者静脉狭窄、血栓形成、患者侧卧、静脉受压
	观察患者神志等病情变化,做好心理护理、健康教育及安全防护(防止患者因躁动影响血液灌流效果)	静脉压低:透析器严重凝血、静脉针松脱、血流量小、静脉感应器有水(血)
第八步:回血,结束治疗	评价疗效 ↓	血液灌流器2~3h后处于饱和状态,根据医嘱更换血灌流器
	结束血液灌流:将灌流器动脉端朝上,静脉端朝下,全程用生理盐水从动脉端缓慢回血,血流量100ml/min ↓	回血流量正确,严禁空气回血,防止发生空气栓塞,确保患者安全
	分离血管通路与血液透析管路 ↓	
	包扎及护理血管通路 ↓	
	安置患者	

步骤	环节	要点与原则
终末处理		
	1. 分类处理垃圾	1. 垃圾分类正确,容积<3/4,锐器盒容积<2/3,2d更换
	2. 更换床单元及用物消毒处理	2. 床单元、用物及周围环境清洁,机器外部消毒
	3. 书写护理记录及交接班记录	3. 护理记录及时、准确、完整

参考资料

1. 血液净化学

2. 危重症肾脏病学

3. 血液净化标准操作规程(2010 年版)

十一、单膜血浆置换操作 SOP

文件名称:单膜血浆置换操作 SOP		文件编号
持有部门:血液净化中心		授权责任人:注册护士
制定者:肾病医学中心	审核者	核准者
制定日期:2016 年 1 月 1 日	审核日期:2016 年 2 月 1 日	核准日期:2016 年 2 月 1 日
执行日期:2016 年 3 月 1 日	版次	文件页数:共 5 页

文件性质:□普通 □限制(仅限本院范围,未经授权,不得复制)

目的 清除普通血液净化治疗不能清除的大、中分子毒素及免疫复合物

续表

步骤	环节	要点与原则
评估		
第一步:患者病情	1. 查阅病历,了解病情、治疗情况及心理状况、经济状况	了解病史、疾病的性质、治疗现状及血浆置换的适应证,血浆置换液的成分配伍
第二步:医嘱	2. 查看医嘱	明确机器号、治疗模式、血浆分离器及管路型号、血管通路、抗凝剂等,医师签名完整
第三步:血液透析机器或CRRT机	3. 检查机器性能	机器内部、外部消毒完成,处于完好备用状态
第四步:耗材	4. 检查血浆分离器及管路质量	一次性血浆分离器及管路标签清楚、型号正确、在有效期内、无破损、无潮湿
第五步:血管通路	5. 血管通路情况:单针双留置导管(颈内静脉或股静脉)或动静脉内瘘	血管通路固定牢靠,流量＞100ml/min
准备		
第一步:环境准备	1. 整理环境	空气清洁、环境整洁安静、宽敞明亮、尽可能避免人员走动,有电源和插座,有氧气、吸引器等装置,有抢救器材和药品
第二步:护士准备	2. 衣帽整洁,戴口罩、手套、面罩或护目镜	护士衣帽整洁,口罩罩住口鼻,洗手正确,每人次更换手套
第三步:患者准备	3. 患者教育	患者了解治疗目的并做好准备,确保患者安全
第四步:物品准备	4. 血液透析机器或CRRT机器、血液透析管路、血浆分离器、储液袋,基础治疗盘用物,药品有血浆置换液、生理盐水、抗凝药物等	物品准备齐全,放置合理,预冲稀肝素溶液配制正确,标识清楚,符合无菌原则及感染控制要求

步骤	环节	要点与原则
操作 第一步:前期准备	患者给予心电监护、凝血时间检测、吸氧、建立静脉输液通道 ↓	
	根据病情及治疗需要,计算置换总量 ↓	PV=(1−Hct)×(b+cW)(PV:血浆容量;Hct:血细胞比容;b:男性 1530、女性 864;W:干体重;c:男性 41、女性 47.2)
	配制血浆置换液:4%白蛋白、林格液、低分子右旋糖酐、血浆、新鲜血液(根据需要选择) ↓	准医嘱配制血浆置换液,严格执行三查七对及无菌操作,严格执行血制品知情同意制度
	血浆分离器选择:根据患者病情、生命体征,选择面积合适的血浆分离器 ↓	
第二步:安装预冲管路	预冲血液透析管路:将血液透析管路安装至血泵中,正确连接血浆分离器,血泵以 80～120ml/min 的速度分别用生理盐水 1000ml 和肝素生理盐水 1000ml(含肝素钠 40mg)将血液透析管路及血浆分离器膜内、膜外排净空气,预冲过程中注意观察血浆分离器的性能,有无裂痕 ↓	打开包装后不得污染血浆分离器和管路,静脉除气壶 1/2～2/3 处放入空气探测气内,静脉回路卡入安全夹内,静脉压壶液面下降 1cm,不得弄湿感应器 预冲血浆分离器时,先夹住膜外管预冲膜内;然后放开膜外管道,夹住膜内静脉管道预冲膜外
第三步:给予抗凝剂(必要时抗过敏药物),开始治疗	血管通路与血液透析管路连接,给予抗凝剂,血浆置换开始 ↓	

续表

步骤	环节	要点与原则
第四步:病情观察及护理	常规或必要时使用 50% 葡萄糖 20ml＋10% 葡萄糖酸钙 10ml 及地塞米松 10mg,静脉推注 ↓ 观察血路管道及血浆分离器凝血情况 ↓	血流量为 80～120ml/min,静脉压<80mmHg(避免静脉压过大造成溶血)血浆分离速度为血泵速度的 25%～30%(避免速度过快,造成血浆分离器膜孔阻塞失去置换功能)血浆置换液补充速度与血浆分离速度相等(预防补充速度过快或过慢,造成胶体渗透压过高或过低,血压不稳定)
	观察患者病情及生命体征,监测凝血机制 ↓ 观察机器治疗参数及血路各部件压力(动脉压、静脉压、跨膜压、滤出液压等) ↓	严密观察生命体征及病情变化并监测动静脉压、跨膜压、滤出液压变化,明确各压力值变化的意义,严防凝血发生
第五步:回血,结束治疗	评价疗效,总结、计算出入总量并记录 ↓ 结束血浆置换治疗,常规回血,血泵速度为<100ml/min ↓ 分离血液透析管路与血管通路 ↓ 护理血管通路,安置患者	回血流量正确,严禁空气回血,防止发生空气栓塞,确保患者安全

步骤	环节	要点与原则
终末处理	1. 分类处理垃圾	1. 垃圾分类正确,容积＜3/4,锐器盒容积＜2/3,2d更换
	2. 更换床单元及用物、机器消毒处理	2. 机器外部消毒
	3. 书写护理记录及交接班记录	3. 护理记录、交班记录及时准确、完整

参考资料

1. 血液净化学
2. 危重症肾脏病学
3. 血液净化标准操作规程(2010年版)

十二、连续性血液净化(CRRT)操作 SOP

文件名称:连续性血液净化(CRRT)操作 SOP		文件编号
持有部门:血液净化中心		授权责任人:注册护士
制定者:肾病医学中心	审核者	核准者
制定日期:2016年1月1日	审核日期:2016年2月1日	核准日期:2016年2月1日
执行日期:2016年3月1日	版次	文件页数:共4页

文件性质:□普通　□限制(仅限本院范围,未经授权,不得复制)

目的

1. 重症急(慢)性肾衰竭和多脏器衰竭患者的治疗抢救
2. 清除患者体内毒素,维持水、电解质、酸碱平衡
3. 有效的帮助治疗原发病

步骤	环节	要点与原则
评估		
第一步:患者病情	1. 病情评估:病史、生命体征、脏器衰竭程度、Apache评分情况及治疗现状	掌握患者病情,特殊检查、实验室检查结果及治疗计划
第二步:透析医嘱	2. 查看医嘱,根据病情正确选择血液透析治疗模式CVVH、CVVHD、CVVHDF、CVVHF 等(对不同病情的患者选择不同的透析液、置换液)	明确机器号、治疗模式、透析器(滤器)及管路型号透析液(置换液)的量、超滤目标、抗凝方式等,医师签名完整
第三步:CRRT 机器	3. CRRT 机器评估:根据病情、治疗模式,选择合适的机器	机器处于完好备用状态
第四步:耗材	4. 血滤器的选择及评估:根据病情和生命体征选择合适面积大小的,不同膜材料的血滤器	一次性透析器及管路标签清楚、型号正确、在有效期内、无破损、无潮湿
第五步:血管通路	5. 血管通路评估:股静脉或颈内静脉单针双腔导管或动静脉内瘘	血管通路功能良好,导管、股静脉穿刺≥200ml/min;内瘘≥250ml/min,压力正常,满足治疗需要
准备		
第一步:环境准备	1. 安置患者,谢绝家属进入	空气清洁、环境整洁安静、宽敞明亮;有电源和插座、氧气、吸引器等急救设备和装置处于完好备用状态
第二步:护士准备	2. 衣帽整洁,七步洗手法洗手、戴口罩、戴手套	护士衣帽整洁,口罩罩住口鼻,洗手正确,每人次更换手套
第三步:患者准备	3. 患者教育,安置合适体位	患者了解治疗目的并做好准备,体位舒适

步骤	环节	要点与原则
第四步:物品准备	4. CRRT 机器及配套体外循环管路、血滤器(透析器)、基础治疗盘物品;药品:透析液、置换液、生理盐水、抗凝药物等	物品准备齐全,放置合理,符合无菌原则及感染控制要求;预冲液、透析液、置换液配制正确,标识清楚,分类放置
操作		
第一步:建立血管通路	建立血管通路(股静脉、颈内静脉单针双腔导管或内瘘留置针穿刺动静脉内瘘) ↓	血流量≥200ml/min,回血阻力小,固定牢靠
第二步:机器自检	准备物品并检测机器 ↓	治疗模式正确,机器自检通过,不得跳过机器自检
第三步:安装预冲管路	根据机器提示安装预冲血滤器及体外循环管路 ↓	安装管路时打开包装后不得污染管路和透析器,严格执行无菌操作。各接头连接紧密,无污染,排尽滤器及管路中的空气
	按照医嘱配制透析液和置换液 ↓	
	连接血液透析管路,给予抗凝药物 ↓	抗凝剂配制正确,少量、有效、安全使用
第四步:上机,开始治疗	根据医嘱调节透析治疗参数,如透析时间、血流量、透析液量、置换液量、脱水量等 ↓	使用前稀释法,有效延长血滤器寿命,预防出血或凝血
第五步:病情观察,调整方案	观察病情及管路和血滤器凝结情况,及时向医师汇报病情变化,调整透析治疗方案 ↓	在治疗过程中要正确计算出入量,为临床用药及治疗提供有利的平台和空间,有效清除毒素,维持水及电解质、酸碱平衡,维持患者生命体征稳定

步骤	环节	要点与原则
第六步:评价疗效	评价疗效(患者生命体征、毒素清除、水及电解质、酸碱平衡,病情变化等),检测结果及时汇报 ↓ 记录并统计出入量,实行液体三级管理 ↓	
第七步:下机,结束治疗	书面及床边机器和病情交接班,延续治疗,继续观察 ↓ 下机,结束透析治疗 ↓ 进行血管通路护理	判断透析器凝血分级:1 级,纤维凝血＜10%;2 级,纤维凝血 10%～50%;3 级,纤维凝血＞50%
终末处理	1. 分类处理垃圾	垃圾分类正确,穿刺针立即处理,锐器盒容积＜2/3 更换,2d 更换
	2. 更换床单元、清理环境 3. 机器设备擦拭消毒	床单元及周围环境清洁干燥 常规:500mg/L 爱尔施溶液的一次性抹布;血迹污染:1500mg/L 爱尔施溶液的一次性抹布擦拭弃去后常规擦拭
	4. 完善护理记录,书写交班记录	护理记录及时、正确、简明扼要

参考资料

1. 血液净化学
2. 危重症肾脏病学

十三、连续性血液净化(Diapact CRRT) 操作规程SOP

文件名称:连续性血液净化(Diapact CRRT)操作规程 SOP		文件编号
持有部门:血液净化中心		授权责任人:注册护士
制定者:肾病医学中心	审核者	核准者
制定日期:2016 年 1 月 1 日	审核日期:2016 年 2 月 1 日	核准日期:2016 年 2 月 1 日
执行日期:2016 年 3 月 1 日	版次	文件页数:共 3 页

文件性质:□普通 □限制(仅限本院范围,未经授权,不得复制)

目的

1. 重症急(慢)性肾衰竭和多脏器衰竭患者的治疗抢救

2. 清除患者体内毒素,维持水、电解质、酸碱平衡

3. 有效的帮助治疗原发病,预防及治疗多脏器功能衰竭的发生

步骤	环节	要点与原则
评估		
第一步:患者病情	1. 病情评估:病史、生命体征、脏器衰竭程度、Apache 评分情况及治疗现状	掌握患者病情,特殊检查、实验室检查结果及治疗计划
第二步:透析医嘱	2. 查看医嘱,根据病情正确选择血液透析治疗模式 CVVH、CVVHD、CV-VHDF、CVVHF 等(对不同病情的患者选择不同的透析液、置换液)	明确机器号、治疗模式、透析器(滤器)及管路型号透析液(置换液)的量、超滤目标、抗凝方式等,医师签名完整
第三步:CRRT 机器	3. CRRT 机器评估:根据病情、治疗模式,选择合适的机器	机器处于完好备用状态

续表

步骤	环节	要点与原则
第四步:耗材	4. 血滤器的选择及评估:根据病情和生命体征选择合适面积大小的,不同膜材料的血滤器	一次性透析器及管路标签清楚、型号正确、在有效期内、无破损、无潮湿
第五步:血管通路	5. 血管通路评估:股静脉或颈内静脉单针双腔导管或动静脉内瘘	血管通路功能良好,血流量≥200ml/min,回血阻力小,固定牢靠,满足治疗需要
准备 第一步:环境准备	1. 安置患者,谢绝家属进入	空气清洁、环境整洁安静、宽敞明亮;有电源和插座,氧气、吸引器等急救设备和装置处于完好备用状态
第二步:护士准备	2. 衣帽整洁,七步洗手法洗手,戴口罩、戴手套	护士衣帽整洁,口罩罩住口鼻,洗手正确,每人次更换手套
第三步:患者准备	3. 患者教育,安置合适体位	患者了解治疗目的并做好准备,体位舒适
第四步:物品准备	4. CRRT 机器及配套体外循环管路、血滤器(透析器)、基础治疗盘物品;药品:透析液、置换液、生理盐水、抗凝药物等	物品准备齐全,放置合理,符合无菌原则和感染控制要求预冲液、透析液、置换液配制正确,标识清楚,分类放置
操作 第一步:开机机器自检	打开机器电源 ↓ 比较屏幕上显示的特征线,并按 EQ 键确定(安全蜂鸣器被激活而响 2s) ↓ 检查挂袋处是否为空置,并按 EQ 键确定 ↓	机器检测系统完好,自检通过,不得跳过机器自检

续表

步骤	环节	要点与原则
第二步:安装预冲管路	选择治疗模式(SUCF、CV-VH、CVVHDF 等) ↓ 准备阶段,硬件自身测试 ↓ 取生理盐水袋(2L)倒挂在秤上 ↓ 放血滤器到滤器夹子里,静脉端(蓝)朝上 ↓ 挂超滤收集袋到秤上,夹住出口 ↓ 穿过漏血检测器,安装和连接超滤管(黄) ↓ 安装和连接动脉管(红) ↓ 挂静脉收集袋到输液架上 ↓ 安装和连接静脉管(蓝) ↓ 确认必要的夹子打开,启动预充,血泵自动开始运转 ↓ 预冲结束,根据医嘱进行参数设置 ↓	安装管路时打开包装后不得污染管路和透析器 超滤管必须经过漏血检测器 严格执行无菌操作。各接头连接紧密,无污染 启用机器自动预冲功能(手动预冲盐水量符合要求,流量正确) 排尽滤器及管路中的空气

续表

步骤	环节	要点与原则
第三步:上机,开始治疗	移走秤上的生理盐水袋 ↓ 确认所有必要的夹子在打开状态,将各液体管路塞入秤架上的轨道中 ↓ 将动脉管与导管的动脉侧相连或与动脉内瘘留置针相连 ↓ 重开血泵,调节血流量,检查动脉端引血压力在正常范围内 ↓ 当引血将至静脉管路出口时,停止血泵并且将静脉管路连接到导管的静脉端或静脉穿刺针 ↓ 重新打开血泵,并依据患者的情况缓慢调节血流量 ↓ 检查屏幕显示的动脉与静脉压力处于正常范围内 ↓ 血泵运行 2～3min 后无报警即可进入治疗阶段 ↓	置换液(透析液)配方正确,标识清楚,现配现用 使用前稀释法,有效延长血滤器寿命,预防出血或凝血

步骤	环节	要点与原则
第四步:病情观察,调整方案	病情观察、严密监测,必要时调整治疗计划 ↓	在治疗过程中要正确计算出入量,为临床用药及治疗提供有利的平台和空间,有效清除毒素,维持水及电解质、酸碱平衡,维持患者生命体征稳定
第五步:下机,结束治疗	结束治疗时,选择结束治疗,分离动脉管路,连接到生理盐水袋上,回血,≤100ml/min ↓	血液透析结束操作过程安全,无空气栓塞、血压下降、凝血等并发症
	从机器上取下滤器及管路和液体进行处理和销毁	判断透析器凝血分级:1级,纤维凝血<10%;2级,纤维凝血10%～50%;3级,纤维凝血>50%
终末处理	1. 分类处理垃圾	垃圾分类正确,穿刺针立即处理,锐器盒容积<2/3,2d更换
	2. 整理床单元及周围环境	床单元及周围环境清洁干燥 常规:500mg/L爱尔施溶液的一次性抹布
	3. 机器设备擦拭消毒	血迹污染:1500mg/L爱尔施溶液的一次性抹布擦拭弃去后常规擦拭
	4. 完善护理记录,书写交班记录	护理记录及时、正确、简明扼要

参考资料

1. 血液净化学

2. 上海市血液透析质量控制手册

十四、中央供液系统操作 SOP

文件名称:中央供液系统操作 SOP		文件编号
持有部门:血液净化中心		授权责任人:专职工程师
制定者:肾病医学中心	审核者	核准者
制定日期:2016 年 1 月 1 日	审核日期:2016 年 2 月 1 日	核准日期:2016 年 2 月 1 日
执行日期:2016 年 3 月 1 日	版次	文件页数:共 10 页

文件性质:□普通　□限制(仅限本院范围,未经授权,不得复制)

操作目的

1. 中央供液系统规范化操作

2. 保障系统稳定、安全运行

步骤	环节	要点与原则
评估		
第一步:水处理	1. 水处理系统运行正常,检测合格	1. 每月细菌培养,结果<50cfu/ml;每月内毒素检测,结果<0.5EU/ml
第二步:透析粉	2. 检查 A、B 透析液(粉)质量,仔细阅读配制说明	2. A、B 透析粉三证齐全,包装严密,配方正确,在有效期内
第三步:配制设备	3. 中央供液系统运行情况	3. 中央供液系统运行正常
	4. 检查 A、B 液搅拌桶	4. 搅拌桶刻度清晰,清洁干燥,处于备用状态
准备		
第一步:护士准备	1. 衣帽整洁、戴口罩、手套、护目镜或面罩	1. 个人防护到位
第二步:物品准备	2. 透析 A、B 液(粉)、量杯、冰醋酸	2. 物品放置整齐,合理

步骤	环节	要点与原则
操作		
第一步:配液	点击屏幕,A(B)液操作 ↓	
	点击进水(注意观察配液桶水位) ↓	进水量准确,两人核对
	当达到要求液位时,再次点击进水按钮停止进水	
	手动开启搅拌泵进(出)口阀门 ↓	
	点击搅拌,启动相应配液箱水下搅拌 ↓	
	往相应配液桶内投放 A(B)粉(配液箱内充分搅拌) ↓	透析粉投放准确,两人核对,搅拌均匀,冬季可适当增加水温
	点击搅拌泵,停止搅拌 ↓	
	手动关闭搅拌泵进(出)口阀门 ↓	
第二步:A(B)配液输送	完成配液过程 动作一:点击配液输送 ↓	观察记录浓缩 A(B)液电导度
	动作二:用扳手将输送泵上部小螺丝(排气阀)逆时针拧松,直至有水向外流出 ↓	观察压力表压力刻度,一般要求≤0.1MPa,如果低于 0.1MPa,则为配液输送泵进空气,应再次点击配液输送,使之停止,手动操作排气阀,排出浓缩液中气体

步骤	环节	要点与原则
第三步:日常维护保养	动作三:再拧紧该螺帽(排气阀) ↓ 动作四:重复动作一步骤 ↓ 动作五:配液箱内 A(B)液全部输送到储液箱后,点击配液输送,停止配液输送泵运转 1. 超滤膜冲洗 超滤膜应定期冲洗,以免膜内产生结晶而堵塞超滤膜,一般建议每天配液完毕后,冲洗一次。具体操作如下 在主画面下,进入手动模式 ↓	在操作过程中,如出现密码对话框,请在光标闪烁处点击屏幕,出现键盘,请输入密码并点击确定,然后再按正常操作步骤操作。断电后,还需输入用户名及密码,连续输错三次密码,系统将锁机,需关闭电源后重新启动
	A 液超滤冲洗:先将 A 配液桶内积水排尽,然后点击进水开启电磁阀 FV1A 往 A 配液桶内注水,到 120L 左右后,再点击进水关闭 FV1A 进水阀,然后点击滤器冲洗开启 FV3A 和配液输送泵(搅拌泵),直至配液箱内 RO 水全部吸完后,关闭滤器冲洗关闭 FV3A 和配液输送泵(搅拌泵)。超滤冲洗完成	观察压力表压力一般在 0.3MPa 左右,如低于 0.2MPa,停止配液输送泵,然后进行排气后,再次启动配液泵

步骤	环节	要点与原则
第三步:日常维护保养	B液超滤冲洗:先将B配液桶内积水排尽,然后点击进水开启电磁阀FV1B往B配液桶内注水,到120L左右后,再点击进水关闭FV1B阀,然后点击滤器冲洗开启FV3B和配液输送泵(搅拌泵),直至配液箱内RO水全部吸完后,点击滤器冲洗关闭FV3B和配液输送泵(搅拌泵)。超滤冲洗完成 注意:可按上一页、下一页键来选择具体操作开关阀门	观察压力表压力一般在≤0.3MPa,如低于0.1MPa,停止配液输送泵,然后进行排气后,再次启动配液泵
	2. 超滤膜、滤芯的更换 超滤膜、滤芯等消耗品,在长时间使用后,阻力将逐渐增大,应更换;粗滤芯应保持每周冲洗滤芯,若更换最好控制在3个月以内,具体视膜前压力表显示值。超滤膜一般在3个月左右更换,具体视膜前压力表显示值	超滤膜压力表压力>0.3MPa应更换 粗滤芯每周冲洗
	3. A(B)液储水箱供液管路冲洗 动作一:点击A(B)配液箱、储水箱排放按钮,将所有水箱积液全部排尽,后关闭各水箱排放 ↓ 动作二:点击进水,等待配液	冲洗管路必须在无透析患者的情况下进行 储液循环,主机相应下方机架上压力表压力一般在(0.8~1.0kg/cm),如无压力应关闭循环泵,排气处理

步骤	环节	要点与原则
第三步:日常维护保养	箱内自动停止进水后,启动 A(B)配液输送,由配液箱输送到储液箱。直至配液箱内无积水后关闭配液输送泵 ↓ 动作三:点击储液循环泵,将储液箱内 RO 水输送到病房供液管路,如此循环 15~20min,时间到后,关闭储液输送泵后,点击储液排放。直至储液箱内无积水后关闭储液排放 动作四:与此同时,可开启进水,往配液箱内进水,直至水箱水满自动停止进水后待用 ↓ 动作五:点击配液输送,将配液桶内 RO 水输送到储液箱,然后关闭配液输送 ↓ 动作六:重复动作三、动作四的步骤 ↓ 动作七:手动开启搅拌泵进(出)口阀门,点击搅拌泵,运行 2min 后,停止搅拌,关闭搅拌泵进(出)口阀门,将配液桶内水排尽即可 4. 供液输送管当日 RO 水冲洗后,次日操作 正常配液步骤配液 ↓	

步骤	环节	要点与原则
第三步：日常维护保养	正常步骤将透析液输送到储液箱 ↓ 手动开启墙两边透析液相应排放阀并手动关闭回至储水箱阀门 ↓ 启动储液循环泵，同时观察循环泵压力是否正常（不正常应排气处理） ↓ 在透析液回水排放处排放 50L 透析液 ↓ 将透析回水阀手动打开，并手动关闭透析排放阀门，如此循环 20min 后，关闭储液循环泵 ↓ 等血透机电导上来后，即可按日常供液需求配液 中央供液消毒 在消毒前应确保配液箱内，储液箱内无 B 液残留，以免出现泵无法正常工作等情况 动作一：按正常透析液管路冲洗完成后，关闭透析间所有血透机进口透析液进水阀门 ↓ 动作二：将配液箱进到 200L 纯水 ↓	

步骤	环节	要点与原则
第三步:日常维护保养	动作三:如将 200L 水配制成 0.2%～0.6%浓度的消毒液。计算公式:消毒液浓度×消毒液体积/消毒原液浓度＝消毒液体积(如原消毒液浓度为 18%,要 200L 水,配制成 0.2%的溶液:200×0.2%/18%＝2.2L 过氧乙酸) ↓ 动作四:手动开启搅拌泵进(出)口阀门。启动搅拌泵,运行 5min 后关闭,搅拌泵及泵进(出)口阀门 ↓ 动作五:启动配液输送泵,直至配液箱内消毒液全部吸完后关闭 ↓ 动作六:启动储液输送,运行 30min 后关闭,如此同时,可点击进水,开始向配液桶内进水并手动开启搅拌泵进(出)口阀门,开启搅拌泵 2min 后关闭进(出)口阀门及搅拌泵 ↓ 动作七:如此让系统静置 30min ↓ 动作八:将储液桶内所有消毒液全部排尽 ↓ 动作九:启动配液输送泵,将配液箱内水吸尽后,停止配液输送泵 ↓	

续表

步骤	环节	要点与原则
第三步:日常维护保养	动作十:启动储液输送泵,运行 15min 后关闭 ↓ 动作十一:排尽储水箱内积水,同时往配水箱内注水直至水满 ↓ 动作十二:重复动作九、动作十、动作十一的步骤三遍 ↓ 动作十三:将对应墙上手动供液循环阀关闭并将手动阀门循环排放阀打开向外排水,并用试纸测试消毒液残留,如正常则消毒完毕,如有残留应再重复动作九、动作十、动作十一的步骤三遍 (注:在下次使用前,即按当日冲洗次日使用操作规范操作) 附:手动状态下各电磁阀说明 FV1 B液配液箱冷水进水电磁阀 FV2 B液配液箱排放电磁阀 FV3 B液超滤冲洗电磁阀 FV4 B液搅拌电磁阀 FV5 B液推液电磁阀 FV6 B液储液电磁阀 FV7 B液储液排放电磁阀 FV8 B液储液回流电磁阀 FV1 A液配液箱冷水进水电磁阀 FV2 A液配液箱排放电磁阀 FV3 A液超滤冲洗电磁阀	

步骤	环节	要点与原则
第三步:日常维护 保养	FV4 A 液搅拌电磁阀 FV5 A 液推液电磁阀 FV6 A 液储液电磁阀 FV7 A 液储液排放电磁阀 FV8 A 液储液回流电磁阀	

第 7 章

血液透析用护理督查表

一、血液透析管道预冲督查表

项目:透析器管路预冲(干膜)　护士＿＿＿＿　督查者＿＿＿＿　时间＿＿＿＿

序号	内容	正确 (1分)	错误 (0分)
1	护士口罩符合要求		
2	洗手/快速手消		
3	机器外观清洁,治疗模式正确		
4	集中供液 A、B 液接头清洁,桶装液配方正确,在有效期内并加盖		
5	生理盐水 500ml,瓶盖消毒,20mg 肝素＋生理盐水 500ml＋肝素钠 20mg 配制正确并有标记		
6	透析器及管路外包装无破损,无污染,型号正确,在有效期内		
7	透析器静脉端朝上夹于固定架上		
8	打开透析管路,拧紧动脉端管路补液接头		
9	关闭动脉管路红色管夹,打开排气孔		

续表

序号	内容	正确 (1分)	错误 (0分)
10	补液管针头连接 500ml 生理盐水		
11	正确安装动脉管路,泵前泵后卡牢		
12	动静脉壶倒置,连接透析器动静脉端		
13	废液袋挂于输液架上		
14	各接头连接紧密		
15	点自动预冲键(Priming)冲洗完毕,停泵		
16	冲洗泵前补液管		
17	机器准备 1OK,透析液入(出)口连接到位		
18	按STAND-BY键,机器进入准备 2 阶段		
19	连接肝素生理盐水溶液		
20	点自动预冲键		
21	轻拍透析器,排尽膜内空气		
22	翻转动静脉壶及透析器		
23	Qb＝100ml/min,冲洗管路侧支及透析器		
24	动脉壶充满预冲液		
25	静脉壶 1/2 放入空气探测器,液面下降 1cm		
26	静脉管路卡入回路安全夹		
27	传感器安装紧密(拧紧两处接头)无浸湿		
28	机器准备 2 OK,执行上机操作		
29	垃圾分类正确		

督查结果:正确_____分,错误_____分,百分制_____分

二、血液透析上机操作督查表

项目：血液透析上机操作　护士＿＿＿＿＿＿　督查者＿＿＿＿＿＿　时间＿＿＿＿＿

序号	内容	正确 （1分）	错误 （0分）
1	护士口罩罩住口鼻		
2	洗手＋戴手套/快速手消＋戴手套		
3	物品：医嘱、血管钳		
4	核对患者、透析器型号、治疗模式及透析液配方正确		
5	机器自检通过BY2OK，机器处于准备完成状态		
6	管路安装预冲：预冲量1000ml，动脉壶满，静脉壶1/2处放入空气监测器，液面下降1cm，传感器干燥，回路卡入安全夹		
7	八个接头连接紧密		
8	血管通路出口流量＞20ml/6s，回血阻力小，固定牢靠		
9	抗凝剂种类、剂量正确		
10	遵医嘱设定参数：脱水容量、时间、电导、温度等		
11	连接动静脉端管路，血管钳夹于床边，无重力牵拉		
12	开泵，Qb＝100ml/min观察血流及病情		
13	静脉端朝上，再次排尽透析器内空气		
14	再次拧紧透析器动静脉端		
15	再次检查透析液入口、出口安装到位		
16	普通肝素追加量配制、安装正确，标识正确		
17	管路无扭曲、打折、受压，血路管位于透析液管道的内侧		

续表

序号	内容	正确 (1分)	错误 (0分)
18	内瘘血流量250~280ml/min 或 导管血流量200~250ml/min		
19	按透析键,开始治疗		
20	监测静脉压,观察血流量与压力变化		
21	患者的治疗巾开口向外,盖被,暴露穿刺肢体(必要时使用内瘘保护架及约束装置)		
22	根据医嘱再次核对各项参数记录		
23	终末处理并垃圾分类		
24	两人交叉核对		
25	填写或使用计算机,完善血液透析治疗护理记录单		

督查结果:正确_____分,错误_____分,百分制_____分

三、血液透析下机操作督查表

项目:血液透析下机操作　护士_____　督查者_____　时间_____

序号	内容	正确 (1分)	错误 (0分)
1	护士口罩罩住口鼻		
2	洗手+戴手套/快速手消+戴手套		
3	物品准备齐全:消毒棉签、创可贴、纱布胶布		
4	测量生命体征:血压、心率		
5	治疗目标达标:脱水量、时间、血流量		
6	核对下机使用药物		

序号	内容	正确 (1分)	错误 (0分)
7	按"STOP"键,按回血键		
8	调整血流量至100ml/min		
9	夹闭动脉穿刺针管夹、停泵、夹闭动脉管路管夹		
10	将动脉穿刺针内血液推入体内,盖上肝素帽,无污染、无漏血		
11	动脉管路接生理盐水,打开管夹管路,固定在卡槽内		
12	开启血泵,Qb=100ml/min		
13	拧紧透析器动、静脉端,待动脉端变白并轻轻转动透析器		
14	静脉端颜色变粉红,停泵,夹闭管夹		
15	分离静脉穿刺针与管路,穿刺针盖肝素帽		
16	使用机器排水键,排除管路及膜外液体		
17	消毒穿刺点,贴创可贴		
18	拔针顺序:先动脉后静脉		
19	穿刺针放利器盒		
20	按压、包扎不出血		
21	物理检查:可触及血管上方震颤		
22	正确评估透析器凝集程度		
23	健康教育:体位、血压、内瘘		
24	记录患者下机后体重		
25	拆卸管路,补液接头放锐器盒		
26	机器内部化学消毒(每人次)		

续表

序号	内容	正确 (1分)	错误 (0分)
27	机器外部擦拭消毒(顶－左－右－上－下－软管－支架)		
28	垃圾分类		
29	洗手		
30	完善透析记录归档		

督查结果:正确_____分,错误_____分,百分制_____分

四、单针双腔留置导管上机操作督查表

项目:单针双腔留置导管上机操作　护士_____督查者_____时间_____

序号	内容	正确 (1分)	错误 (0分)
1	患者戴口罩、测体温		
2	护士口罩罩住口鼻		
3	物品准备:治疗车、基础治疗盘、内置纱布2包,棉签1包、手套2副、治疗巾2块、5ml注射器3个、20ml注射器1个、胶布		
4	洗手＋戴手套/快速手消＋戴手套		
5	去除患者导管敷料		
6	评估导管口有无红肿热痛及胶布过敏		
7	临时导管缝线牢固(测量长期导管外露长度)		
8	脱手套,快速手消,戴手套,铺治疗巾1/4面		
9	消毒导管口,由内向外,直径＞10cm,3遍;长期导管导管口用单根碘伏棉签消毒3遍,待干		

续表

序号	内容	正确 (1分)	错误 (0分)
10	无菌纱布覆盖导管口无污染,胶布固定		
11	碘伏纱布消毒导管外延部分		
12	铺无菌治疗巾 1/2 面		
13	打开碘伏纱布垫于导管下方		
14	确定导管管夹夹闭,打开动脉肝素帽,保持导管口朝下		
15	碘伏纱布去除螺纹口血痂,遮盖		
16	两根碘伏棉签正反螺旋消毒导管口		
17	连接 5ml 注射器		
18	同法消毒 V 端导管口,连接 5ml 注射器		
19	分别抽出 A、V 端封管液 2ml,快速、准确推注纱布上观察有无血栓		
20	20ml 注射器负压抽吸动脉端并预测流量,不回推		
21	静脉再抽 5ml,放于无菌盘内		
22	核对并静脉端注入准确抗凝剂		
23	执行上机流程,20ml 及 5ml 注射器内血液动脉壶推入,无污染		
24	连接回路,血管钳固定、无扭曲、无牵拉		
25	调节血流量,按透析键		
26	再次检查动静脉螺纹口对位旋紧		
27	碘伏纱布消毒导管接头及夹子后弃去		
28	无菌纱布包裹接头,覆盖治疗巾		

续表

序号	内容	正确 (1分)	错误 (0分)
29	取下患者口罩,安置患者,健康教育		
30	终末处理		

督查结果:正确_____分,错误_____分,百分制_____分

五、单针双腔留置导管下机操作督查表

项目:单针双腔留置导管下机操作　护士_____督查者_____时间_____

序号	内容	正确 (1分)	错误 (0分)
1	护士口罩罩住口鼻		
2	物品准备:治疗车、基础治疗盘、治疗巾内置封管液、 下机药物、纱布、敷贴、一次性肝素帽2个、胶布		
3	测生命体征:血压、心率		
4	洗手+戴手套/快速手消+戴手套		
5	检查治疗目标达标:脱水量、时间、血流量		
6	按STOP键		
7	调整血流量,Qb=100ml/min		
8	核对注入药物,接头无污染、无浪费、无失血		
9	停泵,分离导管接头		
10	碘伏棉签消毒导管口,推注10ml生理盐水脉冲式 冲洗导管动脉端		
11	动脉管路连接盐水瓶,固定牢靠,开泵回血		

续表

序号	内容	正确 (1分)	错误 (0分)
12	导管动脉端按导管容积正压封管并夹闭,消毒,拧上一次性肝素帽,无污染		
13	回血结束,停泵		
14	夹闭导管和管路的管夹		
15	同法处理静脉端		
16	导管口再次换药,无菌敷料覆盖		
17	无菌纱布包裹导管外延部分牢固、美观		
18	胶布固定,无牵拉		
19	贴换药标识		
20	安置患者,健康教育		
21	终末处理正确		

督查结果:正确_____分,错误_____分,百分制_____分

六、血管通路内瘘穿刺操作督查表

项目:内瘘穿刺操作　护士_____　督查者_____　时间_____

序号	内容	正确 (1分)	错误 (0分)
1	护士口罩罩住口鼻		
2	洗手＋戴手套/快速手消＋戴手套		
3	核对患者(询问)		
4	内瘘视诊并与患者沟通		
5	物理检查:触诊,必要时听诊		

续表

序号	内容	正确 (1分)	错误 (0分)
6	物品准备:内瘘穿刺针、穿刺包、宽胶布、注射器、止血带		
7	铺治疗巾、备胶布至少 8 条(其中宽胶布 2 条,12～15cm)无污染		
8	核对医嘱确认抗凝剂,配制抗凝剂,抽吸混匀 2 次,1000U/ml		
9	生理盐水预冲穿刺针,放治疗巾上		
10	先穿刺静脉,后穿刺动脉,动、静脉穿刺点距离 8～10cm		
11	止血带一人一用,穿刺点上方 6cm		
12	以穿刺点为圆心,螺旋向外>5cm(正、反、正 3 遍),待干		
13	左手绷紧皮肤,右手 20°～30°进针,进针深度 2～2.5cm		
14	左手固定针翼,右手确认回血,夹闭		
15	第一条宽胶布从左到右拉紧皮肤,第二条反兜,第三条盖针眼,第四条盘曲,未跨越关节,边缘撕掉		
16	再次核对(医嘱、患者),注入抗凝剂,夹闭		
17	动脉穿刺点距瘘口≥5cm		
18	消毒、穿刺方法同静脉		
19	进针深度 2～2.5cm		
20	同法固定动脉穿刺针		
21	空针抽吸预测流量		
22	再次检查穿刺针固定牢靠、无扭曲、未跨越关节		

序号	内容	正确 (1分)	错误 (0分)
23	安置患者,盖治疗巾,开口向外		
24	终末处理,垃圾分类,针头放锐器盒		

督查结果:正确_____分,错误_____分,百分制_____分

第 8 章

血液净化中心护士操作考核标准(2016 年版)

一、血液透析开机及管路预冲操作考核标准

考核内容		得分
目的		5
	1. 正确操作血液透析机器	2
	2. 正确安装血液透析管路和透析器,进行预冲及排气	2
	3. 严格执行无菌操作,为下一步治疗做好准备	1
评估		10
第一步:机器性能	1. 透析机内外部消毒完成、处于备用状态	5
	2. 电源、水源供应正常,中心供液已准备到位,接头清洁完好。桶装 A、B 液配方正确,标识清楚,密封良好,在有效期内	
第二步:耗材	1. 查看医嘱,再次核对耗材:型号正确、标签清楚、在有效期内、无破损、无潮湿	5
	2. 预冲液配制正确	
准备		10
第一步:护士	1. 仪容、仪表符合要求,口罩罩住口鼻,有效期 4h	2
	2. 洗手或手消毒	
第二步:机器	透析机内外部消毒完成、处于备用状态	2

续表

考核内容		得分
第三步:环境	1. 环境温度适宜、安静、整洁,通风良好 2. 谢绝家属进入	3
第四步:物品	物品准备齐全,放置合理。治疗车上层:基础治疗盘、NS500ml、NS500ml+肝素钠 20mg、网套、透析器及管路。治疗车下层:生活垃圾桶、医疗垃圾桶	3
操作		65
标准操作关键环节	1. 触摸显示屏唤醒屏幕(血滤机先确定治疗模式并进行 ETCF 自检),按 STAND-BY 键,机器显示 STAND-BY1,连接 A、B 液	5
	2. 打开透析器外包装,静脉端向上,置于固定夹中	5
	3. 打开管路外包装,取出动脉端管路,拧紧接头,关闭动脉夹打开排气孔,连接管连接 NS500ml,安装泵管,动脉壶倒置,打开管夹,开泵 Qb300ml/min,排尽空气关血泵	10
	4. 依次连接透析器动静脉端,静脉壶 1/2~2/3 置于空气检测内,静脉管路置于静脉回路夹内,静脉管路末端连接一次性废液袋,挂于输液架上(干膜可一次性装好)	10
	5. 打开血泵,生理盐水 500ml 以 Qb=300ml/min 的流量预冲,翻转动脉壶,依次冲洗肝素管及动静脉壶上各侧口,夹闭管夹,拧紧肝素帽。轻拍透析器排尽空气(干膜冲洗流量 100ml/min)	10
	6. 停泵,调节静脉壶液面距顶端 1cm,打开感应器,冲洗泵前补液口	5
	7. 再次检查各接头连接是否紧密,管夹是否夹于根部,肝素帽是否拧紧	5
	8. 当 STAND-BY 灯光闪烁时,STAND-BY1OK,透析器连接旁路快速接头,翻转透析器动脉端向上,按 STAND-BY 按键,进入 STAND-BY2,进行透析器膜外冲洗(若需要采样时,按 Sample Cond 按键,开始取样)	5

续表

考核内容		得分
	9. 连接稀肝素盐水,机器 Priming 键,以 Qb＝300ml/min 的流量预冲,并自动关闭血泵	5
	10. 约 2min 后,STAND-BY 灯闪烁,STAND-BY2 OK,可以设置治疗参数,连接患者,执行上机操作	5
终末处理		10
	1. 将外包装、生理盐水瓶、废液袋等分类放置并处理	5
	2. 整理环境,整理床单元	3
	3. 为下一阶段操作做好准备(内瘘血管穿刺或单针双腔导管护理等)	2
质量标准	1. 透析机器必须通过自检后方可连接透析液旁路 2. 打开包装后不得污染管路和透析器 3. 将管路放到血泵中,双手不得接触泵,泵前、泵后管路必须对称固定于卡槽内,静脉壶入口管路置于固定卡槽内 4. 排尽滤器及管路中的空气,静脉管路必须放进气泡监测器和管路安全夹内,并连接静脉压传感器,液面下降 1cm。不得弄湿感应器 5. 终末处理符合要求	

二、血液透析上机操作考核标准

考核内容		得分
目的		5
	1. 急(慢)性肾衰竭或中毒等患者得到标准质量流程的血液净化治疗	3
	2. 血液净化治疗过程中安全、舒适、无症状	2
评估		10
第一步:机器性能	1. 再次检查 A、B 液接头连接是否紧密,检查电导度、温度、透析液流量等 2. 机器显示 By-1OK,连接透析液快速接头,翻转透析器动脉端向上,排尽膜外空气并冲洗膜外,机器显示 By-2OK	2

考核内容		得分
第二步:管路安装及预冲	1. 管路、滤器型号正确,安装正确,泵前、泵后、静脉壶上方管路卡入卡槽	2
	2. 动脉管路、动脉壶充满液体,静脉壶夹于 1/2 处;排尽透析器及静脉壶滤网上空气且液面下降1cm	
	3. 透析器动静脉端、透析液入口、出口、静脉传感器两处连接紧密	
	4. 泵前补液、肝素夹夹于根部,拧紧各处肝素帽,静脉管路处于静脉回路夹中	
	5. 复用透析器冲洗检测合格	
第三步:血管通路	1. 穿刺针外露<1/2,空针抽吸动、静脉端血流顺畅,患者无不适	2
	2. 穿刺针固定牢靠:一针柄、二交叉、三针眼、四 2～5cm 处盘曲未跨越关节并拉紧皮肤,特殊患者、特殊部位加强固定	
第四步:抗凝剂	1. 查看医嘱,了解病情,询问有无出血倾向	2
	2. 核对药物,配制方法正确、剂量准确,给予方式正确	
第五步:病情	1. 查看透析记录单,了解患者的体重、血压、精神状态及心理状况等	2
	2. 与患者交流沟通,了解病情及自理能力	
准备		10
第一步:护士	1. 仪容、仪表符合要求,口罩罩住口鼻,有效期 4h	2
	2. 每人次更换手套	
第二步:环境	1. 环境温度适宜、安静、整洁、谢绝家属进入	3
	2. 备齐物品、药品、急救物品处于完好备用状态	
	3. 设备带上不得有私人充电物品	
第三步:患者	1. 正确测量体重	2
	2. 了解治疗目的并做好准备配合(清洁内瘘侧肢体、导管患者佩戴一次性口罩)	
	3. 体位舒适、安全	

续表

考核内容		得分
第四步:物品	1. 治疗车、止血钳、抗凝剂	3
	2. 已冲洗好的血路管道、透析器,冲洗量达标(生理盐水1000ml+肝素钠20mg)	
操作		65
标准操作关键环节	1. 根据医嘱设置脱水量、时间、温度、电导度、肝素量等透析参数	5
	2. 连接A端,旋紧接口,打开管夹,连接V端,旋紧接口,打开管夹,用止血钳固定好A、V管路以防滑脱,避免管路重力牵拉并且不影响患者活动	5
	3. 开启血泵,血流量:100ml/min,透析器静脉端朝上再次排尽空气并拧紧动静脉端	10
	4. 追加肝素量(2mg/ml)开启肝素泵,治疗结束前1h结束	10
	5. 覆盖治疗巾,开口向外,外露穿刺侧肢体,以便观察	10
	6. 观察机器各压力数值,2~10min后调整血流量,一般要求:导管、股V穿刺≥200ml/min;内瘘≥250ml/min,根据医嘱	5
	7. 安装、检查并开启透析机监测系统处于工作状态	5
	8. 按透析键,透析开始	5
	9. 再次核对医嘱各参数,"四个八"核对法	10
终末处理		10
	1. 垃圾分类处理	2
	2. 脱手套、洗手	2
	3. 交叉核对上机操作,SOP是否执行到位	3
	4. 填写透析记录单或iPad	3

续表

考核内容		得分
质量标准	1. 严格遵守血液透析专科查对制度、消毒隔离制度和无菌操作原则	
	2. 严格遵守机器使用规范,做到准确熟练,无操作失误,无漏血、无环节遗漏,无管路扭曲受压	
	3. 注意观察患者的病情变化,确保安全	
	附:"四个八"核对法	
	八条胶布:穿刺针动静脉各 4 条	
	八个夹子:泵前 1 个、动脉壶 2 个、静脉壶 2 个、肝素夹 1 个、管路 2 个	
	八个接头:透析器动静脉端 2 个、透析液出(入)口 2 个、静脉传感器 2 个、穿刺针与管路连接处 2 个	
	八个参数:超滤总量、时间、超滤率、透析液流量、温度、电导度、血流量、肝素量	

三、血液透析下机操作考核标准

考核内容		得分
目的		5
	1. 保证透析质量并安全地结束治疗	1
	2. 满足患者需求,尽可能减轻疼痛、避免失血	1
	3. 观察透析器凝集度,指导抗凝剂使用	2
	4. 根据患者心功能及脱水量,掌握 NS 进入量,保证生命体征平稳	1
评估		10
第一步:治疗效果	与患者核对时间、治疗脱水量是否到位	2
第二步:病情	与患者沟通,了解病情,测量血压心率,评估患者心功能状况	2
第三步:血管通路	有无渗血、肿痛、感染、分泌物等异常情况	3

考核内容		得分
第四步:透析器凝集度	纤维凝血Ⅰ级:<10%;Ⅱ级:10%～50%;Ⅲ级:>50%	3
准备		10
第一步:护士	1. 仪容、仪表符合要求。口罩罩住口鼻,有效期 4h 2. 洗手或手消毒、每人次更换手套	2
第二步:环境	1. 环境温度适宜、安静、整洁,通风良好 2. 谢绝家属进入	2
第三步:患者	了解目的并做好准备配合操作(袖带、创可贴等)	2
第四步:物品	1. 物品准备齐全,放置合理。治疗车上层:基础治疗盘、20ml 注射器、无菌纱布、胶布 4～6 条、血管钳、弯盘、生理盐水 250 或 500ml。治疗车下层:锐器盒。套有一次性黄色垃圾袋的污物桶 2. 机器消毒液满足需要	4
操作		65
标准操作关键环节	1. 责任护士核对治疗参数是否达标	3
	2. 再次检查挂于输液架上的生理盐水 250ml 或 500ml	2
	3. 关闭透析键,按回血键,调节血流量 100ml/min	10
	4. 遵医嘱推注下机前用药	10
	5. 关闭血管通路动脉端,关泵,关闭管路动脉端,分离管路	5
	6.NS20ml 注射器连接血管通路动脉端,将穿刺针内血液推注于体内。松开血管钳,将血路管动脉端连接于补液管上,固定牢靠并打开管夹	5
	7. 开泵,Qb=100ml/min 回血,血管钳轻轻夹动血路管,从 A 端向 V 端驱赶,拧紧透析器动静脉端,轻轻转动透析器,静脉端血路变为淡洗肉水样,关泵	10

续表

考核内容		得分
	8. 夹闭并分离管路 V 端和血管通路 V 端,加盖肝素帽,连接透析管路动静脉端,使之形成环路,点"Water Move"键,机器显示 Step 1 排尽管路内废液。机器显示 Step 1 Complete,透析器静脉端向上,卸下蓝色快速接头接回机器,再次点"Water Move"键,机器显示 Step 2,膜外排水,显示 Step 2 Complete,卸下红色快速接头,塞子塞住旁路,点消毒键,机器内部消毒	10
	9. 穿刺点消毒后分别贴上创可贴,拔针,无菌纱布压迫,胶布固定,绑带加压,健康宣教	10
终末处理		10
第一步	穿刺针针头向下立即放入利器盒	2
第二步	拆卸透析器及管路,分离补液接头放入利器盒,管路盘好,放入黄色垃圾袋,加盖	2
第三步	擦拭消毒血管钳、输液架、机器外部擦拭消毒	2
第四步	脱手套,整理更换床单元	2
第五步	洗手,完善透析记录单归档并书写交班记录	2
质量标准	1. 执行三查七对,操作流程正确 2. 严格无菌操作,防止血液及膜外液体外溢,减少污染 3. 穿刺针及管路固定稳妥,防止滑脱、污染 4. 操作严谨、细致准确熟练,无操作失误,无环节遗漏,不得关闭空气检测器,不得将静脉管路置于静脉夹之外,保证患者下机过程安全顺利,无空气栓塞、血压下降、凝血、失血、漏血等并发症 5. 严格执行消毒隔离制度,终末处理符合规范 6. 护理记录及时、完整、准确	

四、单针双腔留置导管护理质量考核标准

考核内容		得分
目的		5
	1. 保持导管通畅,保证血流量及有效使用	2
	2. 预防感染,延长导管使用寿命	3
评估		10
第一步:病情	1. 询问患者有无不适主诉,有无与导管相关的病情变化,如发热、感染、气胸、血肿等	2
	2. 上机前测量生命体征	1
第二步:导管类型、局部及固定情况	1. 有无渗血、红、肿、热、痛及炎性分泌物	2
	2. 临时导管检查缝线有无脱落,长期导管测量导管外露部分长度并记录	1
第三步:评估机器性能及医嘱	1. 机器准备 1-OK,开始操作	2
	2.明确定容、时间、抗凝剂种类及剂量	2
准备		10
第一步:护士	1. 仪容、仪表符合要求。口罩罩住口鼻,有效期4h	2
	2. 每人次更换手套且污染操作与清洁操作之间更换手套	
第二步:环境	1. 环境温度 24~26℃,安静整洁、宽敞明亮,谢绝家属进入	2
	2. 机器消毒完成,性能良好;备齐物品、药品、急救物品处于完好备用状态	
第三步:患者	1. 排便、排尿,正确测量体重	3
	2. 患者佩戴一次性口罩	
	3. 舒适体位,充分暴露导管	
第四步:物品	物品准备齐全,放置合理:基础治疗盘,治疗巾 2 块,5ml 注射器 3 支,20ml 注射器 1 个,无菌纱布 3 块,一次性口罩 1 个,清洁手套 1 副,无菌手套 1 副(或导管护理包)	3

考核内容		得分
操作-上机		40
标准操作关键环节	1. 取适当体位,颈 V 留置导管:仰卧位,头偏向对侧;股 V 留置导管:仰卧位,髋关节伸直稍外展外旋	5
	2. 戴清洁手套,去除原敷料,评估有无感染,固定是否牢靠	5
	3. 快速手消,更换手套,铺治疗巾 1/4 面碘伏棉签消毒置管口,由里向外消毒 3 次,(顺时针－逆时针－顺时针)直径大于 10cm,无菌纱布覆盖,交叉固定	5
	4. 铺治疗巾,碘伏纱布消毒导管外部,打开碘伏纱布内面垫于导管接口处	5
	5. 确定导管管夹处于夹闭状态,打开动脉端碘伏帽,碘伏纱布去除螺纹口血痂,碘伏棉签顺时针、逆时针消毒管口,5ml 注射器抽吸 2ml 导管内封管液及残血,观察有无血栓。同法处理静脉端,如有抽出血栓,再抽 5ml,上机时由动脉壶注入	5
	6.20ml 注射器抽吸导管,预测血流量。流量充足,静脉端给首剂肝素,执行上机流程	5
	7. 连接导管可靠,开始透析,碘伏纱布消毒接头处,更换无菌干纱布,治疗巾包裹,固定,无重力牵拉	5
	8. 观察导管的使用血流量,静脉压力等机器参数变化并及时调整	5
操作-下机		30
	1. 透析结束,回血完毕,消毒导管口,用生理盐水 10ml 将导管腔内的血液脉冲式冲净变白,按导管刻度用封管液正压封管,碘伏消毒导管口并加盖一次性肝素帽	10
	2. 再次消毒导管插管处,覆盖敷料	10
	3. 纱布包裹导管,妥善固定,做好标识	5
	4. 健康教育	5

续表

考核内容		得分
终末处理		5
	1. 垃圾分类处理	1
	2. 擦拭治疗盘及治疗车,整理床单元及环境	2
	3. 填写透析记录单及交班记录	2
质量标准	1. 留置导管处清洁、干燥,无感染	
	2. 严格执行无菌操作,导管口血迹必须每次清洁干净、肝素帽一次性使用	
	3. 血流量>200ml/min,静脉压合适范围,发现异常需积极处理,流量不佳不可上机	
	4. 封管液浓度、量准确,手法正确	
	5. 导管固定牢靠,避免重力牵拉、扭曲,包裹美观、安全	

五、内瘘护理质量考核标准

考核内容		得分
目的		5
	建立有效的血管通路,保持足够的血流量和较小的回血阻力满足血液透析治疗的需要	5
评估		10
第一步:内瘘功能	1. 眼看、手摸评估患者的内瘘,是否有感染、杂音减弱或闭塞,穿刺部位有无血肿、过敏现象,询问患者有无感觉异常	6
	2. 新瘘血管评估:自体内瘘成熟时间 1~6 个月,人造血管内瘘>15d,检测血管超声,确定血流量,选择合适的穿刺点	
第二步:生命体征	测生命体征,了解患者的病情变化	2
第三步:出血倾向	询问有无不适及有无出血倾向	2

续表

考核内容		得分
准备		10
第一步:护士	1. 仪容、仪表符合要求。口罩罩住口鼻,有效期 4h	2
	2. 洗手或手消毒,每人次更换手套	
第二步:环境	1. 环境温度适宜,安静整洁,宽敞明亮,通风良好	2
	2. 谢绝家属进入	
第三步:患者	1. 排尿、排便	3
	2. 内瘘处皮肤已清洁,无创口贴及喜疗妥等残留	
	3. 了解操作目的并做好配合	
第四步:物品	物品准备齐全,放置合理:一次性内瘘穿刺护理包、2 条宽胶布,手套、一次性止血带、抗凝剂、5ml 注射器、10ml 注射器、内瘘穿刺针	3
操作		65
标准操作关键环节	1. 核对患者信息、医嘱,取仰卧位	5
	2. 打开内瘘穿刺包,铺治疗巾,配制抗凝剂,备胶布	5
	3. 戴手套,内瘘针排气充满生理盐水并放妥	5
	4. 选择合适的静脉,距穿刺点上方 6cm 扎止血带,严格无菌操作并消毒到位,以穿刺点为圆心螺旋向外消毒皮肤 3 遍(顺一逆一顺),直径 5cm 以上,待干	10
	5. 左手固定皮肤,右手持针,斜面与皮肤成 20°～30°进针,进针深度为进入血管再平推 1～2cm	10
	6. 左手固定针翼,右手抽回血,确定在血管内,夹住管夹,右手松止血带,嘱患者松拳	5
	7. 固定静脉穿刺针:宽胶布第一条固定针翼,从左到右拉紧皮肤;第二条交叉固定或"V"字形固定;第三条无菌纱布或棉球盖在针眼处,与"V"字形交叉;第四条在距针翼下 5cm,并盘曲,勿超过关节范围	10

续表

考核内容	得分
8. 准确给予抗凝剂	5
9. 选择动脉穿刺点,指向瘘口方向,同法消毒穿刺动脉	5
10. 固定动脉穿刺针,覆盖治疗巾,开口向外	5
终末处理	10
1. 分类处理垃圾,穿刺针立即放入锐器盒	2
2. 执行上机 SOP	2
3. 检查穿刺针固定规范可靠,无折曲、无渗血、血肿,动静脉压力正常	2
4. 使用内瘘保护罩并安置患者	2
5. 结束拔针顺应性强,先拔后压,力度以不出血能触及内瘘上方血管震颤为宜,时间 30min 左右,健康宣教	2
质量标准	1. 正确评估内瘘功能 2. 严格遵守无菌操作原则、手卫生原则,物品一次性使用,预防交叉感染 3. 有计划使用血管,重视血管保护,力求一针见血,先穿刺静脉后穿刺动脉

第 9 章

血液净化中心应急预案与处置流程

一、血液透析空气栓塞应急预案及处置流程

1. 血液透析治疗中空气进入血液引起空气栓塞是少见但严重的致命并发症。

2. 空气进入体内的最重要原因是机器空气报警及气泡捕获失灵。途径是泵前部分。泵前管道负压部分破损或连接不良,泵前补液、输血或透析液输送过程中除气不良,静脉壶液面机器自动打气,透析结束时回血操作失误等都有可能发生空气栓塞。

3. 少量空气呈微小泡沫状进入体内可无明显症状。若气泡较大,漏气速度快,3~4ml 的少量空气栓塞则可引起死亡。

4. 空气栓塞的临床表现与患者的体位及进入气体的容量有关。若患者坐位或头颈抬高时,空气向上逆流经颈静脉到达脑静脉系统,引起意识丧失、惊厥,甚至死亡。若患者平卧位或左侧卧位,空气进入右心房和右心室,影响心脏排血功能。若患者右侧卧位,空气经肺动脉进入肺毛细血管,引起肺动脉高压,部分空气进入左心室引起全身动脉栓塞。若患者垂头仰卧位,空气进入下肢静脉系统引起局部发绀及循环不良。

5. 患者临床表现为突然胸闷、呼吸困难、咳嗽、气喘、发绀、血压下降,甚至发生呼吸、心搏停止而死亡。

6. 一旦发现空气进入体内,立即停止血泵,快速夹住静脉管

道,左侧卧位并抬高下肢,使空气停留在右心室顶端而慢慢溶入血液中吸收。为防止空气进入脑部引起脑栓塞,要采用左侧卧位并头低下肢抬高。

7. 嘱患者镇静并深呼吸,立即通知医师。

8. 高流量吸氧、确保气道的畅通。清醒患者用面罩吸纯氧;意识丧失患者气管插管行机械通气。

9. 地塞米松、低分子右旋糖酐等药物静脉滴注,减轻脑水肿,改善微循环。

10. 若进入体内空气量较多应进行锁骨下静脉穿刺抽气或右心房穿刺抽气。

11. 使用高压氧疗法也比较有效。

12. 最有效的是事先预防。

处置流程

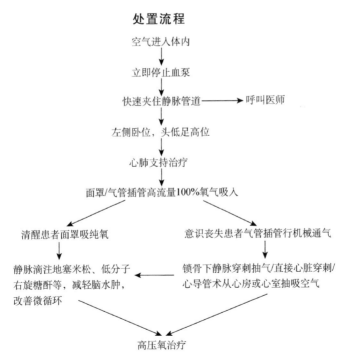

二、动、静脉内瘘穿刺引起出血应急预案及处置流程

1. 处理原则应立即充分止血后将出血向周围分散,冷却局部,不要使内瘘血管内外形成凝血块。

2. 穿刺失败时,在未形成凝血块时尽早处理,求得其他的帮助。

3. 穿刺部位稍稍隆起,立即终止穿刺,用四折纱布或止血棉球压迫内瘘血流,压迫程度不要使血流中断。

4. 患者手臂抬高,将出血向周围分散,加速吸收。

5. 洗必泰湿纱布或冰块局部冷敷,使血块不再增大。

6. 再行穿刺必须压迫穿刺失败的部位或在原穿刺部位用止血棉球止血后捆扎止血带,再行穿刺。

7. 穿刺失败部位以外穿刺困难时,止血 15min 无出血时再进行原位穿刺。

8. 血液透析结束后血肿局部涂上喜疗妥,加速血肿吸收,促进血管软化。

处置流程

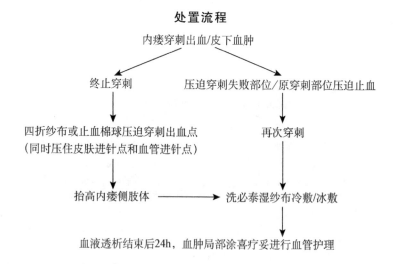

三、血液透析发生低血压应急预案及处置流程

1. 低血压是血液透析中最常见的并发症之一,发生率高达50%～70%,可发生在整个血液透析过程的任何时刻。

2. 血液透析中引起低血压的原因很多,如有效血容量的减少、血浆渗透压的改变、自主神经病变和血管收缩能力降低、内分泌因素及药物等,各种因素是引起血液透析中症状性低血压的常见原因。

3. 少数患者可表现为无症状性低血压,但大多数患者除低血压外,同时伴有头晕、胸闷不适、面色苍白、出冷汗、眼前发黑、恶心、呕吐、心率加快和肌肉痉挛性疼痛,甚至一过性意识丧失,冠心病者可诱发心律失常及心绞痛。

4. 血液透析患者治疗过程中发生低血压时,处理上应迅速补充容量,同时适当减慢血流量、减低超滤率或暂停脱水,并可给患者低流量吸氧。

5. 一般输入生理盐水 100～200ml 后症状会迅速好转,血压回升;症状严重者,可加大输液量,还可考虑输入 50%葡萄糖溶液 40～60ml、10%氯化钠 20 ml、甘露醇、白蛋白等。

6. 必要时回血,终止血液透析,积极寻找诱发低血压的原因,加以排除。

7. 对初次血液透析、年老体弱患者,为预防低血压的发生,可选用生物相容性好的小面积透析器、适当给予预充溶液,血液透析应缓慢进行,血流量由小到大逐步增加,脱水不宜过多、过快,严格控制透析间期体重增加量。

8. 应用可调钠血液透析模式,增加或改变透析液钠离子浓度,增快血浆充盈度,保持有效血容量。

9. 改进血液透析技术,应用序贯透析、血液滤过、血液透析滤过、生理性透析,使用 OTM、BVM 技术,以及可调钠模式及超滤模式的应用。

处置流程

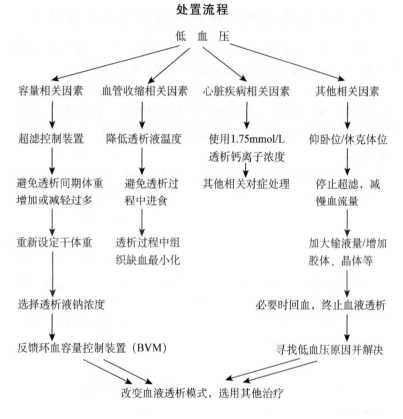

四、血液透析发生凝血应急预案及处置流程

1. 凝血的判断

(1)血液透析体外循环管道和(或)透析器中颜色变化。

(2)冲洗血液透析体外循环管道和(或)透析器时发现有条束状或块状纤维素形成。

(3)静脉压升高。

(4)跨膜压(TMP)升高。

2. 促凝因素

(1)抗凝剂肝素无、少或不到位。

(2)透析过程中低血压。

(3)血流量慢或血管通路再循环。

(4)高血细胞比容。

(5)透析过程中输注血制品或高浓度液体。

(6)高超滤率。

3．预防原则

(1)透析前肝素盐水预冲、浸泡、循环 20min 或加首剂肝素 10mg。

(2)定时冲洗，NS 冲洗量到位。

(3)透析时保持稳定的血流量：250～300ml/min。

(4)选用不同类型或材质的透析器。

(5)及时调整，注意维持血容量平衡。

4．处理原则

(1)回血，保证体外循环血液尽可能不丢失。

(2)保证血管通路通畅。

(3)注意回血安全，防止空气栓塞和血管内纤维素栓塞。

(4)合适和可靠的固定。

处置流程

1．血液透析过程中中断治疗防止凝血处置流程

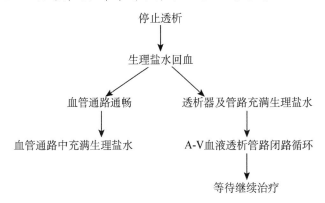

2. 血液透析过程中出现凝血的处置流程

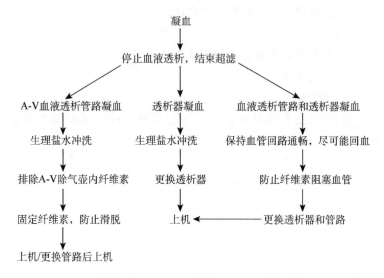

凝血

↓

停止血液透析，结束超滤

A-V血液透析管路凝血 | 透析器凝血 | 血液透析管路和透析器凝血

生理盐水冲洗 | 生理盐水冲洗 | 保持血管回路通畅，尽可能回血

排除A-V除气壶内纤维素 | 更换透析器 | 防止纤维素阻塞血管

固定纤维素，防止滑脱 | 上机 ← 更换透析器和管路

上机/更换管路后上机

3. 血液透析过程中血管故障凝血处置流程

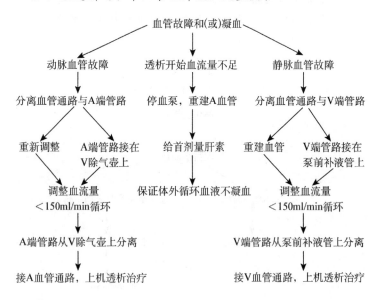

血管故障和(或)凝血

动脉血管故障 | 透析开始血流量不足 | 静脉血管故障

分离血管通路与A端管路 | 停血泵，重建A血管 | 分离血管通路与V端管路

重新调整 | A端管路接在V除气壶上 | 给首剂量肝素 | 重建血管 | V端管路接在泵前补液管上

调整血流量＜150ml/min循环 | 保证体外循环血液不凝血 | 调整血流量＜150ml/min循环

A端管路从V除气壶上分离 | V端管路从泵前补液管上分离

接A血管通路，上机透析治疗 | 接V血管通路，上机透析治疗

五、血液透析发生破膜应急预案及处置流程

1. 发生破膜的判断

(1)机器显示破膜报警。

(2)透析液旁路颜色异常。

2. 发生破膜的因素

(1)透析器产品质量及运输中碰撞。

(2)复用透析器使用过程中,反复清洗水压过大,消毒液浓度过高。

(3)血液透析患者在治疗中单位时间内脱水量过大,超过最大允许范围。

(4)机器故障,短时间透析器跨膜压过大或过小。

(5)操作失误。

3. 预防原则

(1)透析前检查准备。

(2)保持恰当的脱水量。

(3)严格透析器复用原则,有检查和检测记录。

(4)定时检测机器,杜绝机器设备带病工作。

(5)规范操作流程。

4. 处理原则

(1)透析开始5min内破膜:①停血泵,关超滤。②取2把血管钳,同时夹住透析器两端血管管路,停止透析器内血液流动。③紧急用NS500ml冲洗新透析器,膜内、膜外排气充满NS,并透析器血路两端无菌塞封闭。④取下破膜透析器,更换新透析器,操作过程遵守无菌原则。

(2)透析3h之内破膜:①停血泵,关超滤。②取2把血管钳,同时夹住透析器两端血管管路,停止透析器内血液流动。③取下破膜透析器动脉端管路,打开透析器静脉端血管钳,用20ml无菌注射器或用重力作用将破膜透析器内血液回推入体内,当透析器静脉端有空气时,血管钳夹住静脉端管路。④紧急用NS500ml

预冲新透析器,膜内、膜外排气充满 NS,并透析器血路两端无菌塞封闭。⑤取下破膜透析器,更换新透析器,操作过程遵守无菌原则。

(3)透析结束前 1h 内破膜:①停血泵,关闭超滤;②常规回血,提前结束透析治疗。

处置流程

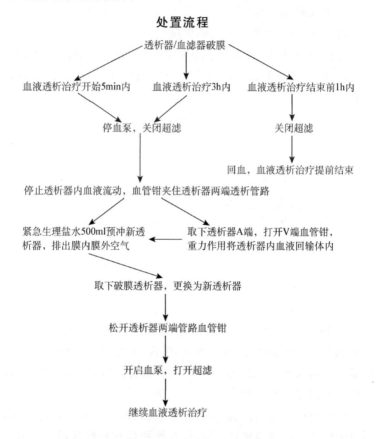

六、血液透析管道脱落应急预案及处置流程

1. 发生管路脱落的原因

(1)产品质量。

（2）操作不当，衔接不正确。

（3）没有执行巡视制度。

2. 预防原则

（1）严格执行巡视制度，上机前查、看有动作，上机后查、看有动作，透析治疗中巡视查、看。

（2）注意连接管路速度和质量，防止接口螺纹歪斜漏血。

（3）严把进货途径及产品质量。

3. 处理原则

（1）关血泵。

（2）血管钳夹住脱落处管道。

（3）检查原因，短时间内正确连接，并严格遵守无菌原则。

（4）实施患者血污染处理方案。

（5）向患者解释和沟通，得到充分理解。

（6）汇报并填写情况说明报告书，根据事件性质做进一步处理。

（7）总结经验，修改预案，杜绝隐患，避免再次发生。

处置流程

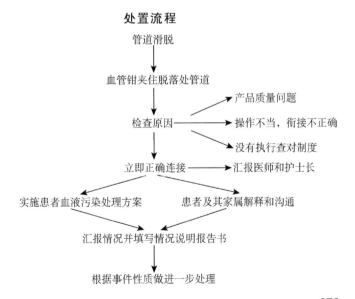

七、血液透析机器故障应急处置流程

1. 血液透析治疗前机器故障的应急处置流程

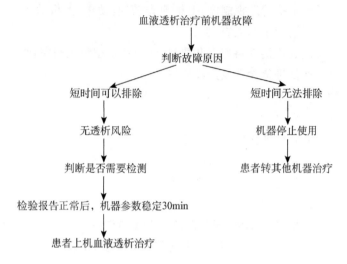

血液透析治疗前机器故障

判断故障原因

短时间可以排除 → 无透析风险 → 判断是否需要检测 → 检验报告正常后，机器参数稳定30min → 患者上机血液透析治疗

短时间无法排除 → 机器停止使用 → 患者转其他机器治疗

2. 血液透析治疗中机器故障的应急处置流程

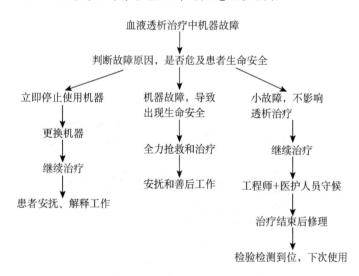

血液透析治疗中机器故障

判断故障原因，是否危及患者生命安全

立即停止使用机器 → 更换机器 → 继续治疗 → 患者安抚、解释工作

机器故障，导致出现生命安全 → 全力抢救和治疗 → 安抚和善后工作

小故障，不影响透析治疗 → 继续治疗 → 工程师+医护人员守候 → 治疗结束后修理 → 检验检测到位，下次使用

八、停水、停电、紧急撤离应急预案及处置流程

1. 停水、停电

(1)立即奔赴现场,同时通知医师和其他护士。

(2)与有关人员联系,详细了解停水、停电的范围、时间、原因。

(3)对现场情况做初步判断,对患者及其家属做好详细解释,并取得理解和配合。

(4)停电、停水时间≤10min,组织和安排人员启动机器备用电源或用人工方法维持机器运转。停电、停水时间>10min,则回血封管,等待。

(5)护士长向科主任汇报,24h内逐级向上汇报,夜班报告总值班。

处置流程

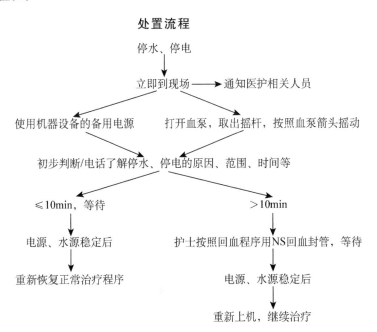

2.紧急撤离

(1)立即奔赴现场,同时通知医师和其他护士。

(2)与有关人员联系,详细了解火灾、地震等不可抗拒的因素。

(3)对现场情况做初步判断,对患者及其家属做好详细解释,并取得理解和配合,做好紧急撤离的线路、人员、物品等准备工作。

(4)护士长向科主任汇报,并逐级汇报,寻求帮助和紧急支援。

处置流程

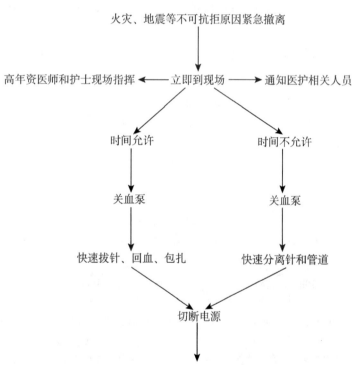

九、血液透析过程中发生肌肉痉挛的应急处置流程

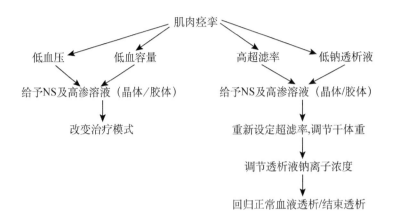

十、血液透析过程中发生恶心和呕吐应急处置流程

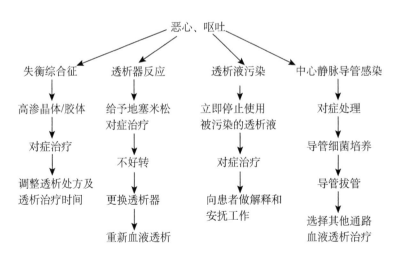

十一、血液透析过程中发生头痛应急处置流程

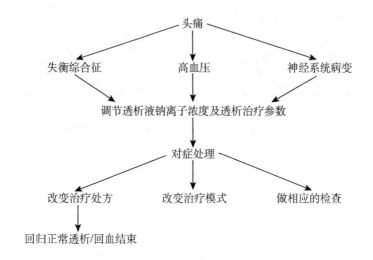

十二、血液透析过程中发生胸痛 和背痛应急处置流程

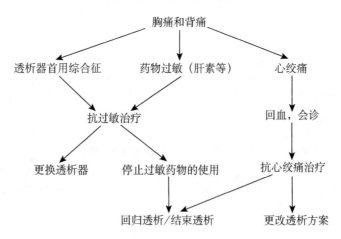

十三、血液透析过程中发生透析器反应的应急处置流程

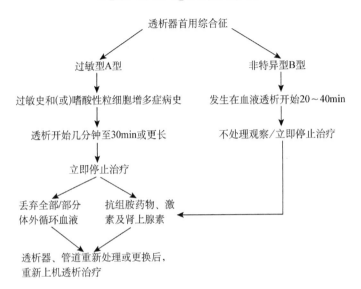

十四、血液透析失衡综合征应急处置流程

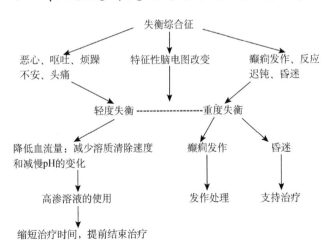

十五、血液透析过程中发生血液溶血的应急处置流程

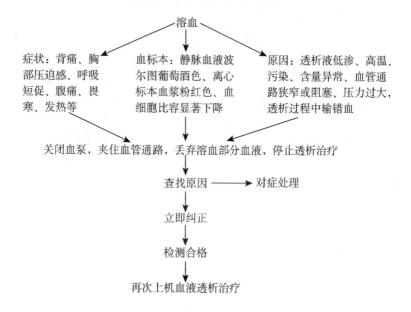

溶血

症状：背痛、胸部压迫感、呼吸短促、腹痛、畏寒、发热等

血标本：静脉血液波尔图葡萄酒色、离心标本血浆粉红色、血细胞比容显著下降

原因：透析液低渗、高温、污染、含量异常、血管通路狭窄或阻塞、压力过大，透析过程中输错血

关闭血泵，夹住血管通路，丢弃溶血部分血液，停止透析治疗

查找原因 ——→ 对症处理

立即纠正

检测合格

再次上机血液透析治疗

十六、血液净化中心院内感染暴发的应急处置流程

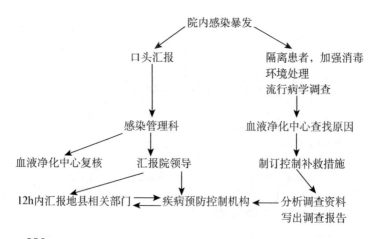

院内感染暴发

口头汇报

隔离患者，加强消毒
环境处理
流行病学调查

感染管理科

血液净化中心查找原因

血液净化中心复核

汇报院领导

制订控制补救措施

12h内汇报地县相关部门 ——→ 疾病预防控制机构 ←—— 分析调查资料
写出调查报告

十七、晚间水处理设备的运行管理及突发事件处理预案

1. 停电

(1)如果在治疗中突遇停电,请积极联系总值班了解情况,如确认供电故障,短时间内无法恢复,请马上给患者回血下机。

(2)如属短暂性停电(电源瞬闪也要注意),在供电恢复后请马上恢复水处理设备总电源,巡视水处理设备工作状态,确认正常无报警(如有异常会有报警音响起,配液间顶部的报警灯也会亮起)。

水处理设备启动步骤:

启动总电源→选择水箱供水→依次点击:启动→自动制水键→循环供水键。

观察水处理设备各个压力表是否工作正常。

注意:如果水处理设备因停电重新启动过,请在恢复其工作后重新设定水处理设备定时功能。步骤:定时设定→设置自动开机时间(6:30)→开启→设置自动关机时间(24:00)→开启→返回。

2. 停水

(1)如果突遇停水,水处理设备会出现进水压低报警,报警声响起,报警灯亮起;原水泵停止工作;此时应马上点击自动制水键停止制水,循环供水键可在打开状态。

(2)积极联系总值班了解情况和问题反馈,如确认供水故障短时间内无法恢复,请马上给患者回血下机。关闭水处理设备启动键。

(3)如果在短时间内供水恢复后,请恢复水处理设备自动制水功能,观察各个压力表是否工作正常。

3. 治疗期间水处理设备间的巡视项目 在长达4h的治疗过程中应注意对水处理设备的巡视,观察运行状态;主要应注意:储

水桶水位应不低于警戒水位线,纯水泵后供水压力应≥0.2MP,设备显示反渗水电导值应小于 $10\mu s/cm$,水处理预处理系统的灌前压力,灌后压力是否正常。

十八、血液透析患者血液污染处理方案

1. 血液透析患者血液污染地面处理

(1)方法一:0.2%过氧乙酸拖把拖洗地面。清水半干拖把,清洁地面。

(2)方法二:1500mg/L 含氯消毒剂拖把拖洗地面,500mg/L含氯消毒剂拖把擦拭消毒。

2. 血液透析患者血液污染机器、涂料墙壁、天花板等处理

用 1500mg/L 含氯消毒剂一次性布擦拭清理,再用 500mg/L含氯消毒剂擦拭消毒。

3. 血液透析患者血液污染棉织品处理

(1)更换棉织品。

(2)黄色垃圾袋袋装处理。

(3)送医院洗衣房单独处理。

十九、职业暴露后处理流程

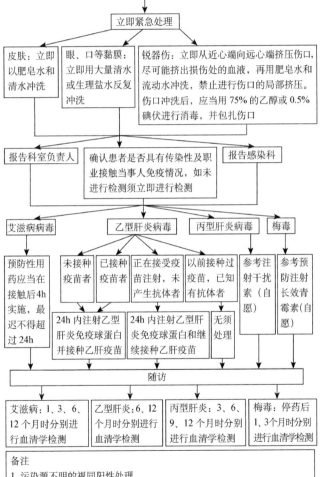

医务人员在工作中，通过眼、口、鼻及其他黏膜、破损皮肤或通过针刺、咬伤、擦伤和割伤等途径穿透皮肤或黏膜屏障接触血源性病原体的血液或其他潜在传染性物质

立即紧急处理

皮肤：立即以肥皂水和清水冲洗

眼、口等黏膜：立即用大量清水或生理盐水反复冲洗

锐器伤：立即从近心端向远心端挤压伤口，尽可能挤出损伤处的血液，再用肥皂水和流动水冲洗，禁止进行伤口的局部挤压。伤口冲洗后，应当用 75% 的乙醇或 0.5% 碘伏进行消毒，并包扎伤口

报告科室负责人

确认患者是否具有传染性及职业接触当事人免疫情况，如未进行检测须立即进行检测

报告感染科

艾滋病病毒

乙型肝炎病毒

丙型肝炎病毒

梅毒

预防性用药应当在接触后4h实施，最迟不得超过24h

未接种疫苗者

已接种疫苗者

正在接受疫苗注射，未产生抗体者

以前接种过疫苗，已知有抗体者

参考注射干扰素（自愿）

参考预防注射长效青霉素(自愿)

24h 内注射乙型肝炎免疫球蛋白并接种乙肝疫苗

24h 内注射乙型肝炎免疫球蛋白和继续接种乙肝疫苗

无须处理

随访

艾滋病：1、3、6、12 个月时分别进行血清学检测

乙型肝炎：6、12 个月时分别进行血清学检测

丙型肝炎：3、6、9、12 个月时分别进行血清学检测

梅毒：停药后1、3个月时分别进行血清学检测

备注
1. 污染源不明的视同阳性处理
2. 暴露源无血源性传染病，乙肝处理同上，其他则考虑不进行预防处理，但是须密切观察

第 *10* 章

血液透析患者的健康教育

一、血液透析患者基本资料表

1. 基本资料

姓名：_____；出生年月：_____；性别：_____；血型：_____；身高：_____；体重：_____

文化程度：①不识字；②小学；③初中；④高中；⑤大专；⑥大学本科及以上

生活状态：①受抚养；②坚持独立工作；③因病半工作；④因病不工作

婚姻状况：①未婚；②已婚

身份证号：

医保类型：①居民；②职工；③江苏省；④南京市；⑤农保；⑥其他

医保号：_____

家庭住址：_____ 联系电话：_____

紧急联系人：①_____ 关系：_____ 联系电话：_____

②_____ 关系：_____ 联系电话：

2. 透析病史

原发病：_____

首次开始透析时间：_____ 转入我中心时间：_____

他院透析经历：

起始日期　　医院名称　　透析模式　　特殊病情及处理

(1)_____　　_____

(2) _____　_____　_____

3. 既往史

重要病史:高血压:①无;②有　糖尿病:①无;②有

　　　　脑血管:①无;②有　心血管病:①无;②有

　　　　肝炎:①无;②有　消化道溃疡:①无;②有

　　　　其他:①_____　②_____

　　　　　　③_____　④_____

过敏史:药物:_____　　其他:_____

4. 透析方案

透析频次:_____　透析机型:_____

透　析　器:_____　血管通路:_____

抗　　凝:_____　置　换　量:_____

5. 病史　（写反面）

二、血液透析患者须知

1. 我们认为每位患者及其家属都应当得到尊重,同时也希望您在每次治疗中积极配合,以保证治疗的有效性,并有助于提高您的透析质量。

2. 您有权在安静、整洁的环境中进行治疗,您应该是环境的保护者。请您及您的家属保证等候区环境的安静整洁,勿吸烟,勿喧哗。

3. 患者进出透析室应穿拖鞋,希望您的家人或亲友不要在透析过程中进入治疗区,在家属等候区等候。特殊情况,陪护需经医师、护士同意,方可穿鞋套进入。

4. 血液透析治疗时间常规为 4h,上午 8:00 开始上机,下午13:00 开始上机,请您遵守我中心医护人员的安排,安全有序的做好治疗准备。

5. 我中心可协助保管您的医保卡,每周一、二挂号免费。透析期间有专人帮您缴费、取药。其他时间挂号全费。

6. 因药品促红素需要低温放置,因此我中心可代为妥善保管并登记,请您也做好记录并定期核对和补充。

7. 如果您是导管透析患者,请每月初及时缴纳导管护理费用。

8. 如您有特殊情况,不能准时前来治疗,请提前通知医护人员以便我们做好相应准备。如果我们因为停电、停水等特殊情况无法正常工作,将会提前通知您或您的家人。

9. 透析患者在往返途中及透析过程中可能会有病情变化,请家属陪送。治疗过程中请家属或陪护在等候区安静等待。

10. 为了您的财产安全,请不要携带和寄存贵重物品(现金、药品)于更衣室。

11. 请勿在治疗区域使用私人电器,因为可能会影响机器的正常工作。

12. 每次治疗时请自带卫生纸、清洁方便袋、吸氧管、常备药、点心、水杯等常用物品,以备急用。

13. 为防止超滤过量,请您在透析前称好体重,每次称体重前后穿的衣服应该一样,若增减衣服应及时告知医护人员,以便准确计算超滤量。

14. 如有身体不适、身体任何部位有出血或未愈的伤口等病情变化,请在透析前告之医护人员。

15. 为了避免您在透析过程中发生并发症,请在治疗前完成进食,透析过程中如有饥饿感,请食用少量零食即可,请不要在透析时大量进食饭菜,以免引起低血压。

16. 血管通路是您的生命线,请您保护好您的血管通路。

17. 如果您在治疗以外的时间发生任何紧急情况,请尽快到距离最近的医院就诊,并和血液净化中心联系。

三、血液透析新患者健康教育记录单

姓名_____　透析区域_____

项目	内容	执行日期	备注	签名
环境介绍	□ 院内科室规章制度 □ 透析室设备(休息室、磅秤、微波炉、饮水机、更衣室、卫生间) □ 各项物品放置位置(衣物、鞋、饭盒、水杯、餐巾纸、垃圾) □ 鞋套的使用			
健康教育资料的发放	□ 发放血液透析室各项饮食教育资料 □ 透析须知			
透析注意事项	□ 患者挂号流程及医保卡使用流程,缴费、开药流程 □ 严格执行透析排班制度来透析 □ 告知门诊及住院透析流程与收费标准 □ 本中心联系电话,留取紧急联系方式及时告知各病区主班护士			
相关证件的办理	□ 门特 □ 门慢			
责任护士负责事项	□ 新患者透析1周内须向患者自我介绍,并讲解工作内容 □ 未办妥相关资料者由专责护士负责追踪及督促办理 □ 进行患者满意度调查表的发放与收集,且在2周内交予护士长 □ 新患者自透析之日起必须有连续3次以上的健康宣教资料并签名			

主管签名:

时间:_____年_____月_____日

四、_____年长期血液透析患者健康教育记录

姓名_____透析区域_____

项目	饮食管理	水分控制	药物指导	定期检查	签名
一月					
二月					
三月					
四月					
五月					
六月					
七月					
八月					
九月					
十月					
十一月					
十二月					

五、血液透析患者动、静脉内瘘使用须知

血液透析患者永久性血管通路是动、静脉内瘘(简称内瘘)。内瘘是血液透析患者的生命线。内瘘的自我保护对血液透析患者来说至关重要,有关内瘘护理及使用须知如下。

1. 新内瘘未使用前须知

(1)内瘘手术后,注意手术侧手臂制动且手臂放置略高于心

脏位置,有利于手臂的血液循环回流。

(2)保持伤口干燥,避免弄湿伤口,防止感染。

(3)伤口拆线后数日,在透析医师和护士的指导下加强内瘘侧手臂血管的锻炼,增加血管的充盈程度。

方法:健侧手扎住内瘘上方(靠心脏侧),内瘘侧手使用握力器锻炼或握拳锻炼 10s,5 次后同时放松,如此反复,每天 3 次,每次 5min。

(4)术后 30~40d 瘘成熟,彩色多普勒超声检查内瘘口、内瘘口上 5cm、内瘘口上 10cm 的血流量,达到使用要求,医师医嘱后方可使用。

2.新内瘘使用须知

(1)新内瘘前 3 次使用须固定由高年资、熟练的护士穿刺,并测定记录最大血流量,透析结束后由穿刺护士或指定护士手压迫 10min 后无出血,再用约束带,并交代注意事项。

注意:①透析结束后 30min 放松或取下约束带;②透析结束后 1h 取下纱布;③透析结束后 12h 取下创口贴;④透析结束后 24h 方可下水清洗并进行护理和运动锻炼。

(2)内瘘侧肢体禁止压迫、捆绑、负重,禁止测血压,禁止做静脉输液。以上情况都有可能造成内瘘闭塞。

(3)透析间期体重增长不超过干体重的 3%~5%,避免透析中和透析后低血压,避免腹泻、脱水等情况的发生,维持血压的平衡和稳定,防止内瘘闭塞。

(4)透析结束时,按压血管力度要以感觉到内瘘的颤动又不出血为宜。正常人的凝血时间是 6~12min,压迫时间最短不能短于 20min,否则造成穿刺针眼出血;压迫时间也不宜过长,否则造成内瘘闭塞。

注意:若出血不止,应立即到医院紧急处理。

(5)特别强调:透析当日回家后 24h 内不能水浴。经常触摸内瘘管,发现异常(无搏动和震颤、搏动和震颤减弱)及时与血液净化中心联系。

(6)在透析间期的家庭护理过程中,预防不洁物污染穿刺点,造成内瘘感染。

3.其他 若内瘘发生任何问题,请与血液净化中心联系。

六、血液透析患者单针双腔留置导管健康教育

1.导管留置护理须知

(1)留置导管期间养成良好的个人卫生习惯,保持局部干燥、清洁。导管勿做一般输液通道使用。

(2)导管应当正确固定,有晃动情行应重新粘贴固定。

(3)导管的管夹、橡皮塞维持关闭,勿自行开关调整,松脱时可能造成感染,应告诉护士处理。

(4)避免到人多的公共场所,以免拥挤造成导管被牵扯移位。

(5)睡姿应避免向插管侧,勿压迫伤口处。

2.颈部留置导管

(1)头颈部采用擦澡方式,胸部以下可用水冲洗,避免弄湿伤口,造成感染。

(2)请穿宽松及前扣式上衣,避免套头式衣服,以免拉扯导管造成松脱。

(3)头发清洁采用平躺式洗头方式,清洗时以塑料布覆盖伤口处,避免弄湿伤口,造成感染。

3.腹股沟处留置导管

(1)尽量减少大腿90°弯曲及剧烈活动,以避免导管弯曲及静脉回流,造成导管阻塞。

(2)沐浴采用擦澡方式,避免弄湿伤口,造成感染。

(3)宜穿着宽松内、外衣裤,避免更衣时造成导管牵拉移位。

(4)保持会阴部的清洁,避免排尿、排便时弄湿或弄脏伤口,必要时应及时换药。

4. 出院回家后,如有下列情况请到医院处理或治疗

(1)导管留置处有红、肿、热、痛感染现象。

(2)导管留置处缝线脱落。

(3)导管末端接头松脱时可能造成感染,须立即到医院处理。

(4)导管留置处敷料渗血,以手压迫出血点 10min 以上,须立即到医院处理。

(5)导管不慎滑脱,以手压迫伤口止血,立即到医院治疗处理。

5. 其他　若有任何疑问,请与血液净化中心联系。

七、血液透析患者饮食原则

血液透析患者的营养问题极为重要,营养状况直接影响患者的长期存活及生活质量的改善。据报道,1 年以上的血液透析患者中,几乎都有程度不同的营养不良,其中重度的占 10%,中度占 20%～30%。而导致营养不良的主要因素如下。

1. 摄入不足　主要是由于患者缺乏全面营养知识及不遵医嘱合理饮食。

2. 伴发感染性疾病　机体的蛋白质和脂肪进一步消耗,使营养状况恶化。

3. 代谢和激素的紊乱　如甲状旁腺激素及酸中毒可增加蛋白质的分解及消耗,减少蛋白质的合成。

4. 透析相关因素　如透析不充分、透析营养素丢失、透析不良反应等。因此,要加强患者的饮食指导,使患者合理调配饮食,原则如下。

(1)摄取足够的蛋白质及热量:蛋白质摄入量 1.2g/(kg·d),50% 以上为优质蛋白质,如鸡肉蛋白、牛奶、瘦肉、鱼及大豆等。每日能量的供给为 125.6～146.5kJ/kg(30～35kcal/kg)。每日饮食中脂肪总量以 50～60g 为宜,其中植物油 20～30ml。

(2)限制钠盐的摄入:尿量正常时,不需要限制钠盐的摄入。尿量减少时,要限制钠盐的摄入,一般每日不超过 5g,无尿的患者

应该控制在 1～2g。

（3）限制钾的摄入：钾的摄入应根据病情（尿量、血清钾）而定，一般每日摄入量为 2～2.5g，慎用含钾高的食物，如蘑菇、海菜、豆类、杂粮、百合、莲子、卷心菜、枣（干）、香蕉、橘子等。

（4）限制磷的摄入：磷的摄入最好限制在 600～1200mg。几乎所有的食物都含磷，避免食用含磷高的食物，如蛋黄、全麦面包、动物内脏、干豆类、坚果类、奶粉、乳酪、巧克力及汉堡等。

（5）控制液体摄入：控制水分的摄取，两次透析期间体重增长不宜超过干体重的 4％，饮水量一般以前一日尿量再增加 500ml。

（6）适当补充维生素：透析时水溶性维生素严重丢失，必须补充 B 族维生素等，也可口服维生素 B_1、维生素 B_2、维生素 C 及叶酸。

含钾的蔬菜和水果

项目	低钾			高钾
	第一组 （<100mg）	第二组 （100～200mg）	第三组 （201～300mg）	第四组 （>300mg）
蔬菜	西蓝花、木耳、佛手瓜、冬瓜	黄瓜、萝卜、南瓜、青蒜、洋葱、丝瓜、四季豆、香菇、黄豆芽、荷兰豆	胡萝卜、生菜、山药、白葡萄、茄子、番茄、芦笋、金针菇、芥蓝、花椰菜、芹菜	紫菜（干）、银耳（干）、茶树菇（干）、洋菇、空心菜、菠菜、蘑菇、芋头
水果	山竹、木瓜、蛇果、火龙果、芦柑	苹果、人参果、西瓜、柚子、梨、葡萄、枇杷、草莓、杧果、百香果	荔枝、李子、哈密瓜、猕猴桃、香瓜	葡萄干、龙眼干、香蕉、枣（干）、石榴、椰子、桂圆

注：以上食物营养素含量均按每 100g 可食用计算，高钾蔬菜只要氽汤、煮过后就可以安全食用

容易导致血磷过高的食物

主食类、全谷类	糙米、全麦制品、小麦胚芽、薏苡仁、红豆、绿豆、黑豆等
坚果类	花生、瓜子、腰果、开心果、芝麻等
乳制品	牛乳、羊乳、乳酪、酸奶、优酪乳及乳酸饮料
蛋、豆、鱼、肉类	内脏、虾米、干贝、蛋类、豆类、鱼类、肉类等
其他	炖补汤品、肉汁、调味料、鸡精、可可、酵母、碳酸饮料

按不同食物所含蛋白质不同将其大致归为三类

第一类含蛋白质 1g:油脂类(10g)、瓜果蔬菜(200g)、淀粉类(50g)。

第二类含蛋白质 4g:坚果类(20g)、谷/薯类(50g/200g)、绿叶蔬菜(250g)。

第三类含蛋白质 7g:肉蛋类(50g)、豆类(35g)、低脂肪奶类(240g)。

按照 1g、4g、7g 的蛋白质含量分类的肾病食品交换份量

蛋白质 1g	油脂类 (10g,90kcal)	瓜果蔬菜 (200g,50~90kcal)	淀粉类 (50g,180kcal)
蛋白质 4g	坚果类 (20g,90kcal)	谷/薯类 (50g/200g,180kcal)	绿叶蔬菜 (250g,50kcal)
蛋白质 7g	肉蛋类 (50g,90kcal)	豆类 (35g,90kcal)	低脂肪奶类 (240g,90kcal)

八、主观综合性营养评估表(SGA)

1. 体重改变

(说明:根据既往 6 个月来和 2 周的体重变化情况给予积分,尤其重视近 2 周的变化,若最近体重稳定或有增加,应加分)

(询问词)你目前体重? 你 6 个月前体重

最近 2 周体重变化了吗? 不变—增加—减少—多少—

(评价标准)6 个月内体重变化

A=体重变化<5%或 5%~10%但正在改善

B=持续减 5%~10%或由<5%升至 5%~10%

C=持续减少>10%

2 周内体重变化

A=无变化

B=稳定,但低于理想或通常体重;部分恢复但不完全

C=减少/降低

2. 进食

(询问词)你的食欲好—不好—正常—非常好

你的进食量有变化吗? 不变—增加—减少—多久—

进食发生改变的持续时间—

你的食物类型有变化吗? 没有变化—半流量—全流量—低能量流食—不能摄食或有其他的变化

(评价标准)摄食变化

A=好,无变化,轻度、短期变化

B=正常下限但在减少;差,但在增加

C=差,但在减少;差,无变化

摄食变化的时间

A=<2 周,变化少或无变化

B=>2 周,轻-中度低于理想摄食量

C=>2 周,不能进食,饥饿

3. 胃肠道症状

(询问词)你常出现下面的问题吗

没有食欲:很少—从不—每天—每周 2~3 次—每周 1~2 次

腹泻:很少—从不—每天—每周 2～3 次—每周 1～2 次

恶心:很少—从不—每天—每周 2～3 次—每周 1～2 次

(评分标准)A＝少有,间断

B＝部分症状,＞2 周;严重、持续症状,但在改善

C＝部分或所有症状,频繁或每天,＞2 周

4. 功能异常

(询问词)你还能做以前能做的事吗?

遛弯?　　　没有—稍减少—明显减少—增多—

工作?　　　没有—稍减少—明显减少—增多—

室内活动?　没有—稍减少—明显减少—增多—

过去 2 周有何改变? 有所改善—无变化—恶化

(评分标准)A＝无变化,力气/精力无改变或轻-中度下降但在改善

B＝力气/精力轻-中度下降,通常的活动部分减少;严重下降但在改善

C＝力气/精力严重下降,卧床

5. 体检(说明)

	项目	要旨	良好	轻-中度营养不良	中度营养不良
皮下脂肪	下眼睑	—	轻度凸出的脂肪垫	—	黑眼圈,眼窝凹陷,皮肤松弛
	二/三头肌	臂弯曲,不要捏起肌肉	大量脂肪组织	—	两指间空隙很少,甚至紧贴
肌肉消耗	颞部	直接观察,让患者头转向一边	看不到明显的肌肉	轻度凹陷	凹陷
	锁骨	看锁骨是否凸出	男性看不到,女性看到但不凸出	部分凸出	凸出

续表

	项目	要旨	良好	轻-中度营养不良	中度营养不良
肌肉消耗	肩	看骨是否凸出，形状，手下垂	圆形	肩峰轻度凸出	肩锁关节方形，骨骼凸出
	肩胛骨	患者双手前推，看骨是否凸出	不凸出，不凹陷	骨轻度凸出，肋、肩胛、肩、脊柱间轻度凹陷	肩凸出，肋、肩胛、肩、脊柱间凹陷
	骨间肌	手背，前后活动拇指和示指	肌肉凸出，女性可平坦	轻度	平坦或凹陷
	膝盖（下肢变化不明显）	患者坐着，腿支撑在矮板凳上	肌肉凸出，骨不凸出	—	骨凸出
	骨四头肌	不如上肢敏感	圆形，无凹陷	轻度凹陷，瘦	大腿内部凹陷，明显消瘦
	腓肠肌	—	肌肉发达	—	瘦，无肌肉轮廓
水肿/腹水		活动受限的患者检查骶部	无	轻-中度	明显

〔评分标准〕

　　皮下脂肪：A＝大部分或所有部位无减少

　　　　B＝大部分或所有部位轻-中度减少，或部分部位中-重度减少

　　　　C＝大部分或所有部位中-重度减少

　　肌肉消耗：A＝大部分肌肉改变少或无变化

　　　　B＝大部分肌肉轻-中度改变，一些肌肉中-重度改变

　　　　C＝大部肌肉重度改变

　　水肿：A＝正常或轻微

B=轻-中度

C=重度

6.SGA 总评(SGA 评分等级)

A=营养良好(大部分是 A 或明显改善)

B=轻-中度营养不良

C=重度营养不良(大部分是 C,明显的躯体症状)

九、血液透析患者的自我照顾

1. 日常生活注意事项

(1)定时接受透析治疗。

(2)适当的运动、充足的休息和睡眠,保持身心愉快。

(3)预防感染,养成良好的卫生习惯。

(4)按时测量血压并记录。

(5)养成按时排便习惯,避免便秘,必要时可服软便剂。

(6)注意饮食和水分的摄取。

(7)自我观察身体内外有无出血情况、有无黑粪及血尿、皮肤上有无红色出血点和紫色瘀斑等。

(8)居家生活中若有任何紧急情况及不舒服发生,应立即至门诊、急诊检查或与透析中心联系。

2. 如何在家中测量体重

(1)每天在固定时间、固定地点、着同样衣服及固定磅称测量体重。

(2)两次透析间体重增加以不超过干体重的 3%~5%为原则。

(3)允许体重增加上限参考:

透析次数	允许增加体重量
每周 1 次	0.5kg/d
每周 2 次	1.0kg/d
每周 3 次	1.5kg/d

3. 如何在家中测量血压

(1)血压计正常,定期校正。

（2）测量者会正确使用血压计。

（3）晨起和睡前自测血压并记录。

（4）感觉头晕、头痛或心悸胸闷时及时测量血压，了解血压变化情况并有效地和医护人员沟通，调整药物剂量、服药时间及治疗方案。

（5）注意事项：忌降血压过快、过低。透析日降血压药缓用，根据透析后血压情况或根据医嘱决定是否服药。

4. 动、静脉内瘘的自我照顾

（1）保持清洁，防止感染。

（2）平时以手触摸或听诊器检查是否通畅。如像猫喘气的声音或沙沙声和震动感为正常。若发现静止无音或音弱，必须立即至医院处理。

（3）平时勿穿太紧衣服或包扎过紧，勿将内瘘侧肢枕在头下。

（4）内瘘侧肢勿打针、抽血、量血压。

（5）保持血压平稳，避免低血压。

十、自我护理能力测定量表

项　目	非常像我	有些像我	没有意见	有些不像我	非常不像我
1. 假如能改善我的健康，我愿意放弃一些固定的生活习惯	4	3	2	1	0
2. 我喜欢自己	4	3	2	1	0
3. 我时常感到无法按照自己想要的方式来照顾自己的健康	4	3	2	1	0
4. 我的健康变差时，我会去找需要的常识来改善健康	4	3	2	1	0

续表

项　　目	非常 像我	有些 像我	没有 意见	有些 不像我	非常 不像我
5. 我对于自己为了维持健康所做的一些事情感到骄傲	4	3	2	1	0
6. 我常会疏忽自己的需要	4	3	2	1	0
7. 我知道自己的优点和缺点	4	3	2	1	0
8. 我无法照顾自己时,我会找人帮忙	4	3	2	1	0
9. 我会做一些新的计划(例如与健康有关)	4	3	2	1	0
10. 我时常会放弃一些对自己有好处的事情	4	3	2	1	0
11. 我会用一些过去使用有效的家庭秘方,而不找医护人员帮忙	4	3	2	1	0
12. 我可以自己做决定(例如与健康有关的)	4	3	2	1	0
13. 我会做一些活动以避免生病	4	3	2	1	0
14. 我努力使自己变得更好(例如与健康有关)	4	3	2	1	0
15. 我吃均衡的饮食	4	3	2	1	0
16. 我会抱怨那些对我造成困扰的事情,但是我很少用行动去改善它	4	3	2	1	0
17. 我会找一些方法来照顾我的健康	4	3	2	1	0
18. 我期望能达到最好的健康情形	4	3	2	1	0

项　目	非常 像我	有些 像我	没有 意见	有些 不像我	非常 不像我
19. 我有问题时,我都需要专家来告诉 　　我怎么做	4	3	2	1	0
20. 为了维持我的健康,所用的时间来 　　照顾自己都是有价值的	4	3	2	1	0
21. 我会实行自己所做的决定(例如与 　　健康有关的)	4	3	2	1	0
22. 我没有兴趣了解我自己的身体功 　　能	4	3	2	1	0
23. 假如我对自己不好,我就不可能对 　　他人好	4	3	2	1	0
24. 我了解自己的身体功能	4	3	2	1	0
25. 我很少实行有关健康的活动	4	3	2	1	0
26. 我是自己的好朋友	4	3	2	1	0
27. 我给自己很好的照顾	4	3	2	1	0
28. 我偶尔才会想到要促进自己的健 　　康	4	3	2	1	0
29. 我会安排我自己的休息及运动的时 　　间	4	3	2	1	0
30. 我有兴趣了解各种疾病的过程及它 　　们对我的影响	4	3	2	1	0
31. 我觉得生命是一种欢喜的事情	4	3	2	1	0
32. 我觉得自己对家庭的运作没有什么 　　贡献	4	3	2	1	0
33. 我会对自己的行为负责	4	3	2	1	0

续表

项　目	非常像我	有些像我	没有意见	有些不像我	非常不像我
34. 我对他人很少有贡献	4	3	2	1	0
35. 我患病的前几天,我都会事先知道我可能哪里有问题	4	3	2	1	0
36. 经过这几年来的经验,我已经知道做什么事情可以使自己更舒服	4	3	2	1	0
37. 我知道吃哪些食物可以维持我的健康	4	3	2	1	0
38. 我有兴趣了解我自己的身体及它的功能	4	3	2	1	0
39. 有时候当我感觉患病了,我会疏忽这种感觉而且希望它自动消失	4	3	2	1	0
40. 我会找一些有关的知识来照顾自己	4	3	2	1	0
41. 我感觉我是家庭中重要的一分子	4	3	2	1	0
42. 我记得我最近一次健康检查的时间,下一次也会去做检查	4	3	2	1	0
43. 我了解我自己和自己的需要	4	3	2	1	0

注:这不是一项有对或错答案的考试,这是一个研究工具,它帮助您评估有关您照顾自己健康需要的程度,每一个叙述都有 5 个可能的选择,选择 1 个最能代表您个人看法的数字

第 *11* 章

表　单

一、动、静脉内瘘闭塞高危因素评估表

姓名_____病历号_____总分_____　　评估日期_____评估护士_____

项目	危险因素	标准分	得分	血管护理计划
性别	男性	1		□ 一般危险群
年龄	60 岁以上	1		* 评估表得分:总分<10 分
并发症	* 糖尿病	2		护理计划:
	* 高血压	1		1. 制订血管护理计划(给内瘘日常
	CHOL>5.2mmol/L	1		护理及如何促进血管功能健康教
	低血压(透析前血压<90/60mmHg,每月>3 次)	1		育单):根据患者血管功能情况决定握球次数(0~1/d),热敷至少 1/d,每次 15min
	吸烟史	1		2. 透析中血管功能异常(静脉压高、
	血管硬化	1		止血不易、Qb<200ml/min):当连
	血管感染史	1		续发生 3 次异常即须提出讨论是
	心脑血管意外	1		否排经皮腔内血管成形术(PTA)
	冠心病	1		□ 中危险群(符合以下任一项条件者勾选此项)
	三酰甘油>5.65mmol/L	1		1. 60 岁以上、血管性质为 Graft
				2. 血管条件得分为 6 分

续表

项目	危险因素	标准分	得分	血管护理计划
血管条件	*细	2		3. 透析状态评估有 2 项异常
	*不明显	2		4. 评估表得分总分 11～20 分
	*弹性差	2		护理计划：
	*有血管阻塞史	2		1. 制订血管护理计划(给内瘘日常护理及如何促进血管功能健康教育单)：握球(含 Graft)运动至少 2/d(早、晚)，至少 50 下/次及 2 次 (早、晚)，每次 15min
	*血管使用年限＜1 年	2		
药物使用	*降血压药	2		
	无肝素透析	1		2. 透析状况评估异常，根据患者问题做护理计划(护理计划单执行及评估值)
	口服抗凝剂	1		
血管护理	*未规则握球运动	2		* _____
	*未规则局部热敷	2		
	穿刺前未习惯洗手	1		* _____
	每日未检查血管通畅情况	1		* 透析中血管功能异常(静脉压高、止血不易、Qb＜200ml/min)：当连续发生 3 次异常即须提出讨论是否排 PTA
血管通路	*移植	2		
穿刺方法	*重复穿刺	2		□ 高危险群(符合以下任一项条件者勾选此项)
	不规则纽扣式	1		1. 男性、60 岁以上、血管性质为移植
	蚂蚁式	1		2. 血管条件得分为 8 分
透析状况评估	*水多导致透析低血压(当月透析次数＞1/4)	2		3. 透析状态评估有 3 项以上异常
				4. 评估表得分总分 21 分以上
	*水分增加 5%(当月透析次数＞1/2)	2		护理计划
				1. 制订血管护理计划(给内瘘日常护理及如何促进血管功能健康教育单)：握球(含 Graft)运动至少 2/d(早、晚)，至少 50 下/次及 2 次 (早、晚)，每次 15min
	*止血不易(加压止血 15min 以上)	1		

项目	危险因素	标准分	得分	血管护理计划
透析状况评估	内瘘感染	1		2. 透析状况评估异常护理计划（护理计划单执行及评估值） ＊水多导致透析低血压 ＊水分增加＞5% ＊透析中低血压 ＊透析中血管功能异常（静脉压高、止血不易、Qb＜200ml/min）：当发生1次异常即须提出讨论是否排 PTA
	穿刺困难导致血肿	1		
	Qb＜200ml/min（透析中无法维持）	1		
	静脉压高（Qb＝200ml/min,静脉压＞150mmHg）	1		
	总分	50		

注：

1. 每月第四周进行评估,并于当周完成

2. 依照表格项目及标准依次于得分栏给分

3. 评分标准:加注＊者为高发生率危险因素(经过统计＞1/2患者有此问题)故标准分为2分,未加注＊者(经过统计＜1/2患者有此问题)故标准分为1分,若患者无列表的危险因素项目则得分为0分

4. 评估完成须统计总分,并于血管护理计划栏依照患者情况以打勾方式勾选危险等级并依表列出项目执行护理计划

二、血液透析患者皮肤瘙痒评估表（Sergio）

姓名_____　　　评估时间_____评估护士_____总分_____

1. 皮肤瘙痒严重程度评分（2/d）

皮肤瘙痒严重程度	标准分	得分
(1)皮肤轻度痒感,无须搔抓	1	
(2)需要搔抓,但无破皮	2	
(3)搔抓不能缓解	3	

续表

皮肤瘙痒严重程度	标准分	得分
(4)有破皮	4	
(5)因搔抓坐立不安	5	
分值		

2. 皮肤瘙痒分布范围评分(2/d)

皮肤瘙痒分布范围	标准分	得分
(1)单个部位	1	
(2)多个部位	2	
(3)全身瘙痒	3	
分值		

3. 皮肤瘙痒发作频率评分(2/d)

瘙痒发作频率	标准分	得分
(1)每短时发作4次(每次<10min)或每长时间发作1次(>10min)	1	
(2)每短时发作5次(每次<10min)或每长时间发作2次(>10min)	2	
(3)每短时发作6次(每次<10min)或每长时间发作3次(>10min)	3	
(4)每短时发作7次(每次<10min)或每长时间发作4次(>10min)	4	
(5)每短时发作8次(每次<10min)或每长时间发作5次(>10min)	5	
分值		

4. 皮肤瘙痒至夜间睡眠障碍评分

皮肤瘙痒至夜间睡眠障碍频率	标准分	得分
(1)因皮肤瘙痒而觉醒 1 次	2	
(2)因皮肤瘙痒而觉醒 2 次	4	
(3)因皮肤瘙痒而觉醒 3 次	6	
(4)因皮肤瘙痒而觉醒 4 次	8	
(5)因皮肤瘙痒而觉醒 5 次	10	
(6)因皮肤瘙痒而觉醒 6 次	12	
(7)因皮肤瘙痒而觉醒 7 次	14	
分值		

三、血液透析患者整体护理评估表

一般护理评估

入室方式	□ 自行步入 □ 轮椅 □ 推床
血压	□ 正常 □ 偏高_____mmHg □ 偏低_____mmHg □ 未测
心率	□ 正常 □ 偏快_____/min □ 偏慢_____/min □ 未测
呼吸	□ 正常 □ 不规则呼吸 □ 无咳嗽 □ 有咳嗽 □ 无痰液 □ 有痰液
体温	□ 正常 □ 未测 □ 发热_____℃
生活自理能力	□ 完全独立 □ 辅助 □ 依赖
体力	□ 良好 □ 一般 □ 差
卧位	□ 平卧位 □ 半卧位 □ 坐位
食欲	□ 良好 □ 一般 □ 差
饮水量控制	□ 好 □ 较好 □ 困难

续表

睡眠	□ 良好　□ 一般　□ 差
尿量	□ 无　□ 有_____ ml/d
排便	_____/d □ 便秘　□ 腹泻性状_____
出血	□ 无　□ 有　部位_____
用药情况	□ 降血压药　□ 降血糖药　□ 抗凝药物　□ 其他 药名_____

前次治疗后专科评估

前次透析后情况	□ 无不适　□ 恶心、呕吐　□ 头痛　□ 头晕 □ 低血压　□ 其他
脱水情况	□ 达到干体重　□ 少脱____ kg □ 多脱____ kg □ 调整干体重
内瘘穿刺点情况	□ 正常　□ 出血　□ 淤血　□ 血肿　□ 绳梯　□ 定点 □ 区域

新患者情况

是否首次透析	□ 是　□ 否(已行透析_____天、_____月、_____年)
外院透析处方	_____次/周_____h/次,抗凝药及用量_____
外院透析有无不适	□ 无　□ 有_____

单针双腔导管

位置	□ 临时性　□ 永久性　□ 颈内静脉(左、右) □ 股静脉(左、右) 术后_____天
伤口外观	□ 清洁　□ 渗血　□ 红　□ 热　□ 痛 □ 血肿大小_____ cm
换药	□ 1/d □ 隔日 1 次

续表

导管流量	□ 充足　□ 不足　□ A-V 反接
有无发热	□ 无　□ 有_____℃
动静脉内瘘	
位置	□ 自体(上、下、左、右)肢　□ 人工血管(上、下、左、右) 肢　术后_____天_____周
上次透析穿刺状况	□ 顺利　□ 二次穿刺　□ 穿刺处外观正常　□ 淤血 □ 肿胀　□ 压迫止血<20min　□ 压迫止血>20min
触诊/听诊血管杂音	□ 正常　□ 弱　□ 无　内瘘成熟训练;□ 无 □ 有_____/d
导管封管液	□ 肝素　□ 尿激酶　□ 抗生素　□ 其他　剂量_____
内瘘使用年限	□ 1个月内　□ 6个月内　□ 1年内　□ 1年及以上
健康教育指导	
健康教育方式	□ 口头宣教　□ 健康教育单张　□ PPT讲解　□ 视频
饮食指导	□ 饮水控制　□ 蛋白质摄入　□ 高钾食物 □ 高磷食物　□ 怎样吃盐
运动指导	□ 哪些运动可以做　□ 预防跌倒的方法 □ 立即停止运动的时刻
血管通路指导	□ 日常护理　□ 内瘘闭塞处理　□ 止血带的使用 □ 内瘘成熟训练
体重管理	□ 何谓干体重　□ 体重增加的标准　□ 干体重的调整
受教育者	□ 患者本人　□ 照顾者(配偶、父母、子女、护工、其他) 签名_____

责任组长_____责任护士_____

四、深静脉血栓危险因素评估量表（Autar 评分表）

评分内容	评估计分标准								得分
	0	1	2	3	4	5	6	7	
年龄（岁）	10～30	31～40	41～50	51～60	60 以上	-	-	-	
体重指数（kg/m²）	16～19	20～25	26～30	31～40	41 及以上	-	-	-	
活动能力	能走动	借助辅助活动物	需要他人协助	坐椅子:不能步行活动	完全卧床	-	-	-	
特殊风险	-	服用避孕药 20～35 年	服用避孕药 35 年	怀孕或产褥期	-	-	-	-	
创伤风险	-	头部创伤胸部创伤	头胸部创伤、脊柱创伤	骨盆创伤	下肢创伤	-	-	-	
手术	-	小手术	大手术	急症大手术、骨盆手术、胸部手术、腹部手术	整形(腰部以下)脊柱损伤	-	-	-	
内科疾病	-	溃疡引起的结肠炎	贫血症	慢性心脏病	心肌梗死	恶性肿瘤	静脉曲张	曾患深静脉血栓或脑血管损伤	

注:总分 28 分;低风险≤10 分,中风险 11～14 分,高风险≥15 分

五、焦虑自我评估量表(SAS)

请您仔细阅读每一个陈述,根据您 1 周的实际感觉做出回答。采用 1~4 级评分,将所选答案数字写在每题后:1 分代表没有或很少时间;2 分代表少部分时间;3 分代表相当多时间;4 分代表绝大部分或全部时间。请将答案写在( )内。

您的姓名( )　　性别( )　　出生日期( )　　职业( )　　文化程度( )

1( )	我觉得比平时容易紧张或着急
2( )	我无缘无故地感到害怕
3( )	我容易心里烦乱或觉得惊恐
4( )	我觉得我可能将要发疯
5( )	我觉得一切都很好且也不会发生什么不幸
6( )	我手脚发抖打颤
7( )	我因为头痛、背痛和颈痛而苦恼
8( )	我感觉容易衰弱和疲乏
9( )	我觉得心平气和并且容易安静坐着
10( )	我觉得心跳得很快
11( )	我因为一阵阵头晕而苦恼
12( )	我有过晕倒发作或觉得要晕倒似的
13( )	我吸气、呼气都感到很容易
14( )	我的手脚麻木和刺痛
15( )	我因为胃痛和消化不良而苦恼
16( )	我常常要排尿
17( )	我的手脚常常是干燥温暖的
18( )	我脸红发热
19( )	我容易入睡并且一夜睡得很好
20( )	我做噩梦

六、SF-36 生活质量调查表

姓名_____ 性别_____ 年龄_____ 长期导管( )或内瘘( ) 日期_____

1. 总体来讲,您的健康状况:①非常好;②很好;③好;④一般;⑤差。

2. 与 1 年前比,您觉得自己的健康状况:①比 1 年前好多了;②比 1 年前好一些;③跟 1 年前差不多;④比 1 年前差一些;⑤比一年前差多了。

健康和日常生活

3. 以下这些问题都和日常活动有关。请您想一想,您的健康状况是否限制了这些活动? 如果限制,程度如何?

(1)重体力活(如跑步举重、参加剧烈运动等):①限制很大;②有些限制;③毫无限制。

(2)适度的运动(如移动一张桌子、扫地、打太极拳、做简单体操等):①限制很大;②有些限制;③毫无限制。

(3)手提日用品(如菜、物等):①限制很大;②有些限制;③毫无限制。

(4)上几层楼梯:①限制很大;②有些限制;③毫无限制。

(5)上一层楼梯:①限制很大;②有些限制;③毫无限制。

(6)弯腰、屈膝、下蹲:①限制很大;②有些限制;③毫无限制。

(7)步行 1500m 以上:①限制很大;②有些限制;③毫无限制。

(8)步行 1000m:①限制很大;②有些限制;③毫无限制。

(9)步行 100m:①限制很大;②有些限制;③毫无限制。

(10)自己洗澡、穿衣:①限制很大;②有些限制;③毫无限制。

4. 在过去 4 周里,您的工作和日常活动有无因为身体健康的原因而出现以下这些问题?

(1)减少了工作或其他活动时间:①是;②不是。

(2)本来想要做的事情只能完成一部分:①是;②不是。

(3)想要做的工作或活动种类受到限制:①是;②不是。

(4)完成工作或其他活动困难增多:①是;②不是。

5. 在过去 4 周里,您的工作和日常活动有无因为情绪的原因(如压抑或忧虑)而出现以下这些问题?

(1)减少了工作或活动时间:①是;②不是。

(2)本来想要做的事情只能完成一部分:①是;②不是。

(3)做事情不如平时仔细:①是;②不是。

6. 在过去 4 周里,您的健康或情绪不好在多大程度上影响了您与家人、朋友、邻居或集体的正常社会交往:①完全没影响;②有一点影响;③中等影响;④影响很大;⑤影响非常大。

7. 在过去 4 周里,您有身体疼痛吗:①完全没疼痛;②有一点疼痛;③中等疼痛;④严重疼痛;⑤很严重疼痛。

8. 在过去 4 周里,您的身体疼痛影响了您的工作和家务吗:①完全没影响;②有一点影响;③中等影响;④影响很大;⑤影响非常大。

您的感觉

9. 以下这些问题是关于过去 1 个月里您自己的感觉,对每一条问题所说的事情,您的情况是什么样的?

(1)您觉得生活充实:①所有的时间;②大部分时间;③比较多时间;④一部分时间;⑤小部分时间;⑥没有这种感觉。

(2)您是一个敏感的人:①所有的时间;②大部分时间;③比较多时间;④一部分时间;⑤小部分时间;⑥没有这种感觉。

(3)您的情绪不好,什么事都不能使您高兴起来:①所有的时间;②大部分时间;③比较多时间;④一部分时间;⑤小部分时间;⑥没有这种感觉。

(4)您的心理很平静:①所有的时间;②大部分时间;③比较多时间;④一部分时间;⑤小部分时间;⑥没有这种感觉。

(5)您做事精力充沛:①所有的时间;②大部分时间;③比较多时间;④一部分时间;⑤小部分时间;⑥没有这种感觉。

(6)您的情绪低落:①所有的时间;②大部分时间;③比较多时间;④一部分时间;⑤小部分时间;⑥没有这种感觉。

(7)您觉得筋疲力尽:①所有的时间;②大部分时间;③比较多时间;④一部分时间;⑤小部分时间;⑥没有这种感觉。

(8)您是一个快乐的人:①所有的时间;②大部分时间;③比较多时间;④一部分时间;⑤小部分时间;⑥没有这种感觉。

(9)您觉得厌烦:①所有的时间;②大部分时间;③比较多时间;④一部分时间;⑤小部分时间;⑥没有这种感觉。

10. 不健康影响了您的社会活动(如走亲访友):①所有的时间;②大部分时间;③比较多时间;④一部分时间;⑤小部分时间;⑥没有这种感觉。

总体健康情况

11. 请看下面每一条问题,哪一种答案最符合您的情况?

(1)我好像比他人容易生病:①绝对正确;②大部分正确;③不能肯定;④大部分错误;⑤绝对错误。

(2)我跟周围人一样健康:①绝对正确;②大部分正确;③不能肯定;④大部分错误;⑤绝对错误。

(3)我认为我的健康在变坏:①绝对正确;②大部分正确;③不能肯定;④大部分错误;⑤绝对错误。

(4)我的健康状况非常好:①绝对正确;②大部分正确;③不能肯定;④大部分错误;⑤绝对错误。

七、匹兹堡睡眠质量指数量表

指导语:下面一些问题是关于您最近1个月的睡眠状况,请选择或填写与您近1个月实际情况的最符合的答案。请回答下列问题。

1. 近1个月,晚上上床睡觉时通常是_____点钟
2. 近1个月,从上床到入睡通常需要_____分钟
3. 近1个月,早上通常起床时间是_____点钟
4. 近1个月,每夜通常实际睡眠时间是_____h(不等于卧床时间)
5. 近1个月,您有没有因下列情况而影响睡眠,请从①②③④项中选一项,在下面画"√"
a. 入睡困难(30min内不能入睡):①无;②不足1次/周;③1~2次/周;④3次或以上/周
b. 夜间易醒或早醒:①无;②不足1次/周;③1~2次/周;④3次或以上/周
c. 夜间去厕所:①无;②不足1次/周;③1~2次/周;④3次或以上/周
d. 呼吸不畅:①无;②不足1次/周;③1~2次/周;④3次或以上/周
e. 大声咳嗽或鼾声高:①无;②不足1次/周;③1~2次/周;④3次或以上/周

续表

f. 感觉冷:①无;②不足 1 次/周;③1～2 次/周;④3 次或以上/周
g. 感觉热:①无;②不足 1 次/周;③1～2 次/周;④3 次或以上/周
h. 做噩梦:①无;②不足 1 次/周;③1～2 次/周;④3 次或以上/周
i. 疼痛不适:①无;②不足 1 次/周;③1～2 次/周;④3 次或以上/周
j. 其他影响睡眠的事情(请写明)_____:①无;②不足 1 次/周;③1～2 次/周;④3 次或以上/周
6. 近 1 个月您的睡眠质量:①很好;②较好;③较差;④很差
7. 近 1 个月您是否经常使用催眠药物才能入睡:①无;②不足 1 次/周;③1～2 次/周;④3 次或以上/周
8. 近 1 个月您是否常感到困倦:①无;②不足 1 次/周;③1～2 次/周;④3 次或以上/周
9. 近 1 个月您做事是否精力不足:①没有;②偶尔有;③有时有;④经常有

评分标准

完成此表需 5～10min。它由 19 个自评条目(组成 9 个自评问题)和 5 个他评条目组成,计分时只计算自评问题的得分。19 个自评条目组成 7 个因子,每个按 0～3 计算,0 分指没有困难,1 分指轻度困难,2 分指中度困难,3 分指重度困难。累计各因子成分得分为 PSQI 的总分,总分在 0～21 分,得分越高,表示睡眠质量越差。0 分指没有困难,21 分指在所有方面都非常困难。各个因子:主观睡眠质量,睡眠潜伏期,睡眠持续性,习惯性睡眠效率,睡眠紊乱,使用睡眠药物,白天功能紊乱。自评条目中各选项计分:①计 0 分;②计 1 分;③计 2 分;④计 3 分(特殊情况见下面的说明)。

1. 因子 1:主观睡眠质量,查看问题 6。

2. 因子 2:睡眠潜伏期。

(1)查看问题 2,计分如下。

答案	计分
小于 15min	0
16～30min	1
31～60min	2
大于 60min	3

(2)查看问题 5a,计分。

(3)计算因子 2 得分。

问题 2 与问题 5a 的计分之和	计分
0 分	0
1～2 分	1
3～4 分	2
5～6 分	3

3. 因子 3:睡眠持续性,查看问题 4。

答案	计分
小于 7h	0
6～7h	1
5～6h	2
小于 5h	3

4. 因子 4:习惯性睡眠效率。

(1)写下问题 4 的实际睡眠时间。

(2)计算:实际在床上的时间＝起床的时间(查看问题 3)－上床的时间(查看问题 1)。

(3)计算:

习惯性睡眠效率＝实际睡眠时间/实际在床上的时间×100%

(4)因子 4 计分。

习惯睡眠效率	计分
大于 85%	0
75%～84%	1
65%～74%	2
小于 65%	3

5. 因子 5:睡眠紊乱:查看问题 5b～5j,将得分相加,得到因子 5 计分。

5b～5j 总得分	计分
0 分	0
1～9 分	1
10～18 分	2
19～27 分	3

6. 因子 6:使用睡眠药物,查看问题 7。

7. 因子 7:白天功能紊乱。

(1)查看问题 8。

(2)查看问题 9。

问题8和问题9计分之和	计分
0分	0
1～2分	1
3～4分	2
5～6分	3

RLS 评分表

指导语:下面一些问题是关于您近日小腿症状的描述,请选择与您实际情况的最符合的答案。

1. 在过去的 2d 夜间,下肢有没有感觉异常,并能通过活动来缓解?

0分:从来未有过;1分:很少;2分:偶有;3分:经常;4分:每夜都有。

2. 感觉有多么不能忍受?

0分:没有;1分:轻度;2分:中度;3分:重度。

3. 感觉持续时间多长?

0分:没有或几秒钟;1分:少于 30 min;2分:30～60min;3分:大于 1h。

八、水处理系统维护使用记录

20　年　月　日

1. 物理性监测

原水	5~10μm精密过滤器		砂滤器		药用炭		软水器		1~5μm精密过滤器		0.22μm精密过滤器		盐水桶		供水方式		时间：
	前压力	后压力	后压力	更换	后压力	更换	后压力	更换	后压力	更换	后压力	更换	放盐 kg	清洗	储水箱供水	直接供水	
压力				是 否		是 否		是 否		是 否		是 否	是 否	是 否	是 否	是 否	

2. 化学性监测

残余氯浓度：　　水硬度：　　可溶性盐排斥率：　　电导度：

一级产水电导：　　二级产水电导：　　时间：

3. 感染控制监测

细菌培养：反渗水　反渗水储水箱　置换液前　置换液后　系统消毒前机器检测点：

内毒素检查：反渗水　反渗水储水箱　置换液前　置换液后　系统消毒前机器检测点：

消毒液残余浓度监测：（一）　（十）　消毒者：　检测者：

4. 水处理系统消毒

日期：　年　月　日　　时间：

相关事件交班：

九、集中供液系统使用维护记录

20 年 月 日

A液配制桶	B液配制桶	
清洗: 是 否	清洗: 是 否	早间供液系统循环:是 否
消毒: 是 否	消毒: 是 否	晚间B液排空冲洗:是 否
残余量检测:	残余量检测:	集中供液系统消毒: 年 月 日
时间: A粉: 人份 L	时间: B粉: 人份 L	
时间: A粉: 人份 L	时间: B粉: 人份 L	消毒液残留测试: (一)(+)
时间: A粉: 人份 L	时间: B粉: 人份 L	消毒者: 检测者:
时间: A粉: 人份 L	时间: B粉: 人份 L	

相关事件交班:

配液者: 交班者:

质量反馈:

措施:

十、_____年血液净化中心感染管理质量控制检查统计表

月份	透析液监测	置换液监测	水处理监测		机器	护理 3 楼/5 楼		透析厅	空气培养	检查反馈统计（存在问题）
			日常维护	细菌培养	内毒素	出入水口培养	护士手	操作台	治疗室紫外线	紫外线 3 楼/5 楼		